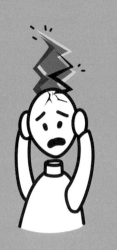

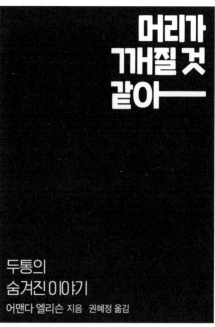

머리가 깨질 것 같아─

두통의
숨겨진 이야기

어맨다 엘리슨 지음　권혜정 옮김

SPLITTING
The Inside Story on Headaches

글항아리

차례

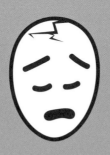

1장

또 시작이다

그 싸한 기분을 느껴보지 않은 사람이 있을까? 뭔가 불길하다. 머리가 띵하다. 멍하다. 불안하다. 아프다. 30분쯤 지나면 슬슬 다른 단어가 떠오른다. 머리가 지끈거린다. 깨질 것 같다. 쿵쿵 울린다. 그렇게 두통이 시작됐다.

최근 이런 고통이 나를 찾아왔다. 회의에 늦었는데 안경이 도통 보이지 않았다. 나는 시력이 꽤 좋다. 다만 안과에서 말하기를, 왼쪽 눈이 축구공처럼 동그랗지 않고 럭비공처럼 길쭉하게 생겨서 세상이 약간 기울어져 보이는 문제가 있다고 한다. 평소에는 뇌가 그 기울어진 각도를 곧잘 바로잡아주어서 별로 불편하지 않다. 몸이 피곤하거나 컴퓨터 작업을 할 때면 교정 안경을 끼므로 뇌가 보정 작업을 할 필요가 없다. 머리가 아팠던 그날은 상당히 피곤했다. 전날 밤 와인을 한 잔 마시며 암울한 내용의 드라마를 본 바람에 잠을 설친 것이다. 마지막으로 시계를 봤을 때가 새벽 3시 13분이었다. 앞을 보기가 힘겨워져서 아무래도 안경을 써야겠다 싶었다. 회의장은 차로 한 시간 거리이고, 안경을 찾느라 출발이 늦어질수록 가까운 주차 자리를 놓칠 가능성이 높았다. 그래도 회의장까지 전력 질주하면 되겠지. 하지만 나는 달리기에 젬병이다.

안경을 찾으려고 주변을 이잡듯 뒤졌음에도 성과 없이 길을 나서야 했다. 회의장에서 15분 거리에 차를 댔고, 회의에 10분 늦었다. 나는 지각이라면 질색이었지만 모두 나를 이해해주었다. 허둥지둥 도착했을 땐 회의가 막 시작된 참이었다. 회의는 길어졌지만 일이 처리되며 진전을 보였다. 나는 온종일 쓸데없이 바쁘기만 했다. 저녁 6시 무렵 집에 도착했을 때 먹고 싶은 저녁 메뉴라곤 두통약을 듬뿍 올린 샌드위치뿐이었다. 왜냐고? 거대한 손아귀가 내 머리를 쥐어짜는 기분이었으니까.

우리에겐 통증이 필요하다. 요즘처럼 고통을 다스리고 잠재우는 방법이 많은 시대에 이런 말이 모순적으로 들릴지 몰라도, 통증은 우리에게 무언가 잘못됐다는 신호를 보내고 우리 몸을 보호해주기도 한다. 차 문을 쾅 닫다가 손을 찧었을 때의 고통은 상상을 초월한다. 손가락을 움직일 때 필요한 연조직, 근육, 인대가 손상되면서 생기는 염증은 치유 과정의 일부다. 손을 지나는 혈관이 부풀고 확장되는 것은 자가 치유에 필요한 모든 성분이 담겨 있는 물질, 즉 피를 공급하기 위해서다. 히스타민을 분비하는 비만세포(39쪽 참조)는 혈관의 투과성을 높여 백혈구와 단백질이 손상된 부위를 보호하고 다친 곳을 치료할 수 있도록 한다(프로스타글란딘도 같은 기능을 하는 염증 유발성 호르몬이다). 남은 혈류 때문에 손이 빨갛게 부어오르고, 심장박동을 따라 고동치듯 정신없이 욱신거린다. 이 모든 염증성 물질이 우리를 치유하기 위해 작용하면서 손, 피부, 근육에 있는 통증수용기를 활성화시킨 탓이다. 손을 까딱할 때마다 통증은 심해진다. 그러니 의사 말을 잘 듣고 최대한 움직이지 말자. 초반에 안정을 취하자. 이럴 때 몸을 움직이면 몸속 치유 활동이 중단되고, 지금까지 회복되었던 것도 도루묵이 될 수 있다. 통증은 우리에게 정지 신호를 보낸다. 그 신호에 따라 조금만 기다리면 통증이 잦아들고, 다시 몸을 움직일 수 있게 된다.

머리가 아플 때의 과정도 크게 다르지 않지만, 차 문에 머리를 세게 박는 일은 흔치 않다. 손을 찧었을 때의 아픔과 두통은 어떻게 다를까? 가장 큰 차이를 꼽자면, 두통은 원인이 훨씬 다양하고 이를 감지하기 어려울 수도 있다는 점이다. 내가 지난주에 머리가 아팠던 이유도 여러 가지였다. 스트레스는 말할 것도 없고, 눈도 피로했다. 할 일이 잔뜩 밀려서 점심을 걸렀고, 물도 제대로 마시지 않았다. 몸이 피곤했던 건 잠이 부족한 탓이었고, 잠이 부족한 건 술을 마셨기 때문이거나 전날 밤에 끔찍한 드라마를 봤기 때문일 수 있다. 내가 내 머릿골을 최악의 상황으로 몰고 간 게 확실했다. 내가 느끼고 있는 통증은 머릿속 혈관, 즉 뇌혈관계에서 왔다. 뇌혈관계는 뇌에 영양분을 공급하는 기관으로서, 포도당(뇌가 사용할 수 있는 유일한 연료)과 산소, 그 밖의 영양소를 뇌로 전달한다. 그러나 뇌 안에 존재하는 다른 모든 신경이나 세포와는 섞이지 않는다. 사실 피는 뇌에 해로운 물질이기에, 뇌 안에는 혈액을 뇌조직으로부터 분리시키는 관문(혈액뇌관문)까지 있다. 따라서 뇌혈관계를 이루는 혈관이 어떤 이유로든 확장되면 우리에게 위험을 알리기 위해 경고음이 울린다. 그 경고음이 바로 통증이다.

뇌의 무게는 보통 약 1.4킬로그램 정도이고, 다양한 종류의 신경세포(뉴런이라고도 한다)와 이를 보조하는 세포들로 이루어져 있다. 뇌에는 각자 정해진 기능을 수행하는 영역들이 모여 있고, 이 영역들이 조화를 이루어 뇌를 작동시킨다. 이 영역들은 감각이 우리에게 내리는 모든 명령을 받아서 이해하고, 다른 영역과 교류해 우리가 그 명령에 수월하게 반응할 수 있게 한다. 가령 숟가락을 든다고 생각해보자. 먼저 숟가락을 보고(뇌 뒤쪽, 즉 후두부 시각피질 작동), 인지하고(귀 위에 있는 측두엽 부위 작동), 숟가락을 어떻게 하려고 했는지 기억해내고(머리 정중선 뒤쪽 꼭대기에 있는 두정엽 부위 작동), 그 숟가락을 집어서 사용하라고 손에 명령을 보내(뇌 앞부분 작동) 그토록 먹고 싶었던 아이스크림을 먹게 한다(시상하부야, 수고 많았다).

뇌는 아주 특정한 조건이 충족되어야만 정상적으로 작동한다. 우리가 뇌의 어떤 부위를 사용하면, 혈류가 해당 부위로 흘러 가서 필요한 에너지를 전달한다. 예를 들어 어떤 문제를 해결하기 위해 고민할 때는 혈류가 전두엽으로 흘러 필요한 에너지를 전달한다. 반면 시각계를 사용하고 있을 때는 후두부로 흐른다. 그런데 뇌가 필요로 하는 만큼의 혈액을 혈관계가 제대로 공급할 수 없게 되면 통증이 생긴다. 안경을 집에 두고 나오는 바람에 시각계가 평소보다 바빠지면 시각 활동을 돕기 위해 피가 후두부로 몰린다. 하루 종일 끼니를 챙겨 먹지 않으면 혈중 포도당이 부족해지기 때문에, 시각 활동에 필요한 에너지를 공급하고자 평소보다 많은 피가 시각계로 쏠린다. 피를 더 많이, 더 빨리 공급하기 위해 모든 혈관이 넓어지고(혈관 확장), 그로 인해 혈관벽이 안정적인 수준 이상으로 늘어나서 혈관 속 통증수용기를 활성화시킨다. 그리고 경고 메시지를 보낸다. '이곳은 위험하다. 행동을 중지하라.'

두통의 종류에 따라 통증은 우리에게 다른 행동을 하게끔 유도한다. 예를 들어 군발 두통이나 편두통은 우리를 기진맥진하게 만든다. 더 이상의 스트레스나 방해를 받지 않는 상태에서 혈관을 정상으로 되돌리기 위해서다.

앞서 묘사한 것과 같은 고된 하루를 보냈다고 해서 실제로 혈관이 터질 가능성은 거의 없다. 아직 그만한 나이가 되지도 않았고, 심장질환이 있거나 실신을 해본 경험이 있지도 않으니 말이다. 그렇다고 두통을 만만하게 봐선 안 된다. 특히 신체를 접촉하는 스포츠를 하거나, 갑자기 두통이 생기고 머리가 아파 잠에서 깨거나, 두통에 언어, 시각, 움직임 관련 문제가 동반되면 더더욱 주의를 기울여야 한다. 이런 증상은 혈관이 터져서 뇌조직이 손상됐거나, 혈관이 막혀서 뇌에 영양 공급이 안 되고 있다는 신호일 수 있다. 명심하자. 두통은 나이를 따지지 않는다. 노년층이 뇌졸중에 더 잘 걸리는 것은 나이가 들면 혈관의 신축성이 떨어져서 확장과 수축에 대응하는 능력이 약해지기 때문이다. 반면 젊은 사람들은 관 형태였던 혈관 안에 팽대부가 생기면서 동맥류라 불리는 뇌혈관 질환에 걸릴 수 있다.

동맥류 Aneurysm

동맥류('확장' '팽창'을 뜻하는 그리스어 aneurysma에서 유래했다)는 혈관 안쪽이 부풀어오르는 증상으로 주로 뇌나 복부에 발생한다. 동맥이 부풀면 혈관 안에서 피가 정상적으로 흐르지 못하고 팽창된 공간에 고였다가 요동치듯 흘러나온다. 혈관이 부풀면 혈관벽이 약해지고, 그러다가 늘어진 부분이 터지면 뇌출혈을 유발한다. 동맥류는 보통 파열된 후에 발견되지만, 병원에서 다른 질환을 찾다가 발견하는 경우도 있다. 운 좋게 신경외과 전문의가 동맥류를 발견하면 지속적으로 상태를 관찰하면서 수술 여부를 환자와 상의할 수 있다.

동맥류가 파열되면 뇌출혈('지주막하출혈'이라고도 한다)로 인해 갑작스럽게 극심한 두통이 찾아온다. 아마도 지금껏 경험해보지 못한 최악의 두통일 것이다. 목이 뻣뻣해지고, 빛을 보기가 고통스럽고, 속이 메스껍거나 구역질이 난다. 통증전달로가 같기 때문에 편두통과 증상이 비슷하지만, 뇌출혈이 생기면 몸에 있는 모든 경보 장치가 울린다. 뇌조직은 피가 닿으면 파괴되어버리기 때문이다. 그래서 뇌출혈이 생기면 몸 여기저기에서 증상이 나타나고 임상적인 특징이 더 두드러진다. 어떤 경우든 지금껏 경험해보지 못한 두통을 방치하는 것은 현명하지 못하므로 꼭 병원에 가보자. 생명이 위태로울 수도 있다.

약을 먹어볼까

진통제를 먹으면 두통을 비롯한 통증이 가라앉는다. 아세트아미노펜과 이부프로펜 같은 일반의약품은 염증을 완화시키고 혈관 너비를 정상으로 되돌려, 혈관벽에 있는 통증수용기를 잡아당기지 않게 한다. 그러나 아플 때마다 이런 약을 과다 복용하면 오히려 약 자체가 두통을 일으킬 수 있다. 약 성분은 통증 부위만이 아닌 온몸의 혈관을 조인다. 그래서 한 달에 보름 이상씩 석 달간 이런 진통제를 먹으면, 뇌혈관계는 뇌로 향하는 혈류를 정상화하는(가장 중요한 요인이다) 재조정 작업을 지속적으로 수행해야 하고, 여기에 실패하면 두통이 생긴다. 진통제 복용의 부작용은 관절염 등 만성 통증 장애를 앓는 사람들에게 가장 치명적이다. 그래서 특히 처음 질환이 나타났을 때 운동 요법 같은 다른 치료를 하는 것이 중요하다.

하지만 가끔씩 일반의약품을 복용하는 것은 도움이 된다. 특히 카페인은 진통제처럼 혈관을 수축시켜주므로, 함께 섭취하면 효과적이다. 카페인은 아세트아미노펜이 소화기관에 잘 흡수되도록 도와주기도 해서, 일반의약품 진통제 중에는 카페인 성분이 함유된 제품도 많다. 과학 학술지에 따르면, 콜라가 이부프로펜 흡수율을 어느 정도 높여주기 때문에, 콜라를 함께 마시면 이부프로펜을 정량보다 적게 복용해도 정량과 같은 효과를 볼 수 있다고 한다!

모르핀처럼 더 강한 진통제는 체내에 존재하는 천연 진통제인 엔도르핀을 모사해서 (통증을 유발하는 염증을 잡아주는 것과 달리) 뇌의 통증 인지 기능에 작용한다. 코데인이라고 하는 모르핀의 일종을 약국에서 살 수 있는데, 보통 아세트아미노펜과 함께 포장되어 나온다. 모르핀 자체는 소화관을 통해 흡수되지 않아서 알약 형태로 만들 수 없다. 가장 효과적인 방법은 주사를 통해 주입하는 것이다. 하지만 코데인은 모르핀의 전구물질_{어떤 화합물을 합성하는 데 필요한 재료가 되는 물질}로, 간에서 CY2PD6이라는 효소에 의해 모르핀으로 분해된다. 그런 다음 지각 기능이 있는 뇌로 전해지는 통증 신호를 줄이거나 중지시키는 것이다.

다만 인류의 10퍼센트는 코데인 분해 효소를 가지고 있지 않아서 약효를 보지 못한다. 사탕을 먹는 방법도 있다(초콜릿도 행복 호르몬인 세로토닌의 전구물질을 함유하기 때문에 추천한다). 사람마다 천연 엔도르핀 수치가 다른데, 이 수치는 타고난 동통 역치_{통증을 유발하기 위해 필요한 최소한의 자극을 나타내는 수치}를 결정한다. 똑같이 차문에 손을 찧어도 조용히 참는 사람이 있는가 하면 아프다고 욕지거리를 하는 사람이 있다. 아픔을 잘 참는 사람은 엔도르핀 수치가 높고, 고통에 몸부림치는 사람은 엔도르핀 수치가 낮다고 볼 수 있다. (한 연구에 따르면, 욕을 하는 것이 자연적인 진통 효과를 높여준다고 한다. 물론 평소에도 욕을 달고 사는 사람은 예외다.)

물이 보약

진통제의 효과는 잠깐이다. 그러니 두통을 뿌리 뽑고 싶다면 그 통증의 출처부터 이해하는 것이 좋다. 그러려면 수분 공급에 대해 배워야 한다. 잔잔하게 지속되는 두통은 보통 물을 마시면 낫는다. 사람의 몸은 한낱 가방일 뿐이고, 그 가방은 60퍼센트가 물로 채워져 있다. 우리 몸을 이루는 모든 세포와 그를 둘러싼 유동체는 수분을 함유하고 있다. 수분은 분명 아주 중요한 성분이지만 우리 몸에서는 시시각각 물이 빠져나간다. 숨을 내쉴 땐 수분을 내뱉고, 숨을 들이마실 땐 수분을 사용해서 공기를 촉촉하게 만든다. 몸속에 독소가 쌓이면 수분에 희석시켜서 소변으로 안전하게 내보낸다. 피부를 통해 땀을 흘려 수분을 배출한다. 음식을 소화시킬 때도 수분을 사용한다. 수분은 대변이 수월하게 빠져나가도록 부드럽게 해주는 역할까지 한다.

내가 뇌에서 가장 좋아하는 부위는 시상하부다. 이 부위는 체내 수분량을 조절한다. 목이 마르게 만들어서 액체를 마시게 하는 것이다. 가장 좋은 건 역시 물이지만 다른 음료를 마시기도 한다. 물이 아닌 커피, 차, 술 등은 콩팥에서 희석시켜야 안전하게 배설된다. 이런 음료는 이뇨제로서 기능한다. 즉 평소보다 소변을 자주 보게 만들고, 더러는 섭취량보다 더 많은 수분을 배출하게 만드는 음료라는 뜻이다.

혈류에 있는 수분량이 콩팥 내 독소를 희석하기에 부족하면 탈수 증세가 생긴다. 콩팥은 몸속 아무 기관에서나 수분을 가져다 쓰기 때문이다. 다른 곳에도 그 수분이 필요한지는 상관하지 않는다. 뇌는 1.4리터 정도의 엄청난 수분을 함유하고 있으므로 위기의 순간에 문을 두드릴 수 있는 진정한 오아시스다. 그래서 우리가 물을 충분히 마시지 않으면 콩팥은 필요한 수분의 상당량을 뇌에서 공수하고, 덕분에 뇌는 마른 스펀지처럼 쪼그라든다.

두통은 대부분 이 수축 현상에서 온다. 이것이 탈수 두통이다. 뇌 전체가 뇌막(머리뼈 안에 뇌를 싸고 있는 얇은 껍질)을 빨아들여 통증수용기를 활성화시킨다. 알코올이 강한 탈수 증세를 유발하기 때문에 흔히 '숙취 두통'이라고 알려져 있으나, 수분을 제대로 섭취하지 않으면 언제든 이런 두통이 생길 수 있다. 특히 더운 날씨에 땀을 많이 흘리면 쉽게 찾아올 수 있다. 이제 이해되는가? 물은 중요하다. 진통제를 먹으면 통증은 완화될지 몰라도 근본적인 문제는 해결되지 않는다. 우리 뇌에는 수분이 필요하다. 수분을 채워줘야만 통증 신호가 멈춘다.

뇌와 행위

지금까지 알아본 것처럼 뇌가 우리 지시를 받고 작동하는 방식은 물론, 우리가 바쁘거나 힘겨운 상황에서 먹고 마시는 것과 하는 행동도 두통을 유발할 수 있다. 예를 들어 생각이라는 건 혼자서 할 수 있는 가장 재미있는 놀이지만, 생각이 너무 많아지면 뇌가 지끈거리기도 하지 않는가? 이때 아픈 것은 뇌 자체가 아니다. 사실 뇌라고 할 때 가장 먼저 떠오르는 대뇌피질은 감각

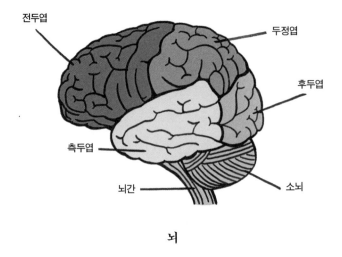

뇌

수용기와 통증수용기가 없는 유일한 신체 기관이다. 하지만 머릿속 혈관이 너무 늘어지거나, 생각을 돕기 위해 뇌에 적정량의 피를 보내는 과정이 힘겨워지면, 우리 뇌는 이 혈관에서 나오는 신호를 통증으로 해석한다.

다음 장에서는 이런 상황이 생기는 진짜 원인이 무엇인지, 우리 몸, 뇌, 행동이 서로 어떻게 맞물렸을 때 두통이 생기는지, 이에 대처할 방법은 무엇인지를 알아볼 것이다. 우리에게 두통을 안기는 범인(바꾸기 어려운 것)은 누구이며, 두통이 자주 생길 수 있는 환경(바꿀 수 있는 것)은 무엇일까? 가장 쉽게 선택할 수 있는 해결책은 둘 중 하나다. 두통을 원천 차단하거나 속수무책이 되기 전에 이 통증을 저지하는 것. 이쯤에서 귀띔하자면 초콜릿과 섹스가 자주 등장할 것이다.

이제부터 우리 머리, 몸, 생활에서 두통을 일으키는 원인이 무엇인지 알아보자. 편두통이 궁금하다면 6장과 7장으로 직행해도 좋다. 긴장성 두통으로 고통받고 있다면 4장으로 넘어가면 된다. 하지만 책을 순서대로 읽으면서 중요한 내용을 알아두면 다음 장도 더 쉽게 이해할 수 있다. 이 책은 바로 당신에 대한 이야기다. 당신의 몸을 이루는 모든 요소가 어떻게 상호작용하면서 지금의 상태에 이르게 됐는지에 대한 이야기다. 이 모든 사달을 일으킨 깜찍한 원인이 무엇인지 궁금하다면 이 책을 첫 장부터 차근차근 읽어보자. (역시 책은 처음부터 읽어야 제맛!)

참고로 나는 그날 아침 끝내 안경을 찾지 못했다. 이틀 뒤, 차 트렁크를 열었더니 안에 있던 쇼핑백에 안경이 들어 있었다. 하지만 우리 부모님이 딸의 소중한 안경을 찾아달라고 악마에게 영혼을, 그것도 아주 헐값에 팔면서 빌어주었기에 가능한 일이었다. 덕분에 새로 안경을 맞추는 것보다 빨리 광명을 되찾을 수 있었다.

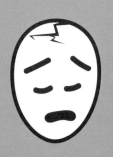

2장

아이스크림 두통

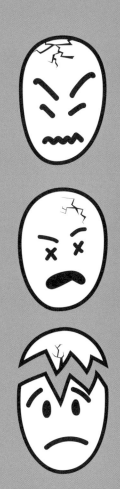

열두 살 소녀 마야 카초로우스키는 어느 날 부모님과 함께 공원에 갔다. 캐나다 온타리오주 해밀턴에서의 어느 맑은 날이었다. 가족은 마야의 과학 과제를 어떤 주제로 할지 궁리하고 있었다. 또래 친구들과 마찬가지로 마야도 앞이 막막했다. 부모님은 마야의 관심사를 찾아주기로 했다. "세상에서 제일 좋아하는 일이 뭐야?" 부모님의 질문에 마야는 골똘히 생각하다가 대답했다. "아이스크림 먹는 게 제일 좋아."

마야의 아빠 야누시 카초로우스키에게는 과학 연구 과정이 낯설지 않았다. 당시 맥매스터대학교 가정의학과에 부교수로 있던 그는, 생애주기에 걸친 건강과 일반 의학 진료가 나아가야 할 방향에 대해 논문을 발표해왔다. 그는 무작위 통제 시험에 매우 익숙했기에, 마야에게도 이 연구 방법을 알려주었다. 두 사람은 아이스크림 두통에 집중하기로 했다. 야누시는 세 명 중 한 명 정도가 저온 자극 두통(이른바 '아이스크림 두통')을 앓는다고 설명했지만, 마야는 아이스크림을 먹는 속도에 따라 두통 발생률이 어떻게 달라지는지 궁금해했다(마야는 '흡입'이라는 전문용어를 썼다). 흡입 집단에서 아이스크림 두통 발생률이 높아진다면, 천천히 좀 먹으라는 '엄마의 잔소리'는 타당성이 입증될까?

마야와 야누시는 연구를 구상하기 시작했다. 먼저, 살면서 아이스크림 두통을 겪어본 사람들을 찾아내기 위한 사전조사 설문지를 만들고, 연구 과정에서 아이스크림 두통을 겪은 사람들을 찾아내기 위한 사후조사 설문지를 만들었다. 그러고는 참가자들을 무작위로 분류하기 위해 사전조사 설문지에 초록색 혹은 빨간색 점을 찍고 뒤집어놓았다. 빨간색 점이 나온 사람은 아이스크림 100밀리리터를 5초 안에 먹어야 했다. 반면 초록색 점이 나온 사람은 30초 이상 시간을 두고 천천히 아이스크림을 먹어야 했다. 마야는 직접 실험을 진행하고, 열혈 지원자 145명에게 무엇을 해야 하는지 설명해주었다. 모두 해밀턴 데일우드중학교 학생이었다. 그 과정에서 마야는 실험을 원활하게 진행하는 요령을 익혔다. 아이스크림을 떠서 담아주다 보니 칼로 잘라주는 것보다 느리고 정확도가 떨어졌다. 게다가 아이스크림을 흡입해야 하는 참가자들이 주변을 엉망으로 만들기 일쑤였다.

여섯 차례에 걸쳐 아이스크림 먹기 실험을 진행한 결과 필요한 데이터가 모두 나왔다. 마야는 컴퓨터에 데이터를 입력하고, 아빠에게서 유의차를 확인하는 방법을 배웠다. 분석 결과, 아이스크림을 흡입하면 두통 발생 확률이 2배 높아진다는 결과가 나왔다. 이런 두통은 보통 10초도 안 돼 사라졌지만 강도가 꽤 세기 때문에, 흡입 집단의 27퍼센트는 고통에 몸부림치며 손으로 이마를 쳤다. 반면 천천히 먹은 집단의 두통 발생 위험은 13퍼센트에 불과했다. 흥미롭게도, 학교 친구들의 표본 전체 중 79퍼센트가 아이스크림 두통을 겪어봤다고 대답했다. 이는 무작위 표본에서 나온 수치보다 높았다. 아이들은 통증을 느끼고 인지하는 경험이 단순하게 이뤄지는 경우가 많고, '아이스크림을 먹었다. 그랬더니 머리가 아팠다'처럼 원인과 결과가 뚜렷하게 나타난다. 게다가 아이스크림을 신나게 먹어치울 때가 많다. 아이들이 아이스크림 두통을 잘 인지하는 또 다른 이유는, 다른 통증을 느낄 일이 별로 없기 때문이다. 우리가 통증을 인지하고 기억하는 것은 그 통증이 우리에게 미치는 영향과 직접적으로 비례한다. 그래서 우리는 아이스크림 두통이 아주 강하고 빠르게 나타난다고 인지한다.

마야는 과학전람회에 제출하기 위해 연구 보고서를 작성했다. 상을 받진 못했지만 억울하지 않았다. 부모님이 수고했다는 뜻으로 아이스크림을 사주었기 때문이다. 아빠는 『영국의학저널』에 이 연구를 기고해보면 어떻겠냐고 멋진 생각을 해냈다. 『영국의학저널』은 매년 발행하는 크리스마스 특집호에서 흥미로운 난제를 다룬 논문을 소개하곤 했다. 최근 실린 흥미로운 연구를 예로 들면, 루돌프 사슴의 코가 빨간 이유가 혈관 확장 때문일 가능성에 대해 다뤘다. 그에 따라 일반적인 순록 코의 혈관계통에 대해 한바탕 설전이 벌어졌다. 마야의 논문('아빠의 편집이 상당량

들어갔다'고 밝혔다) 제목은 「아이스크림이 유발하는 두통 연구: 아이스크림을 빠르게 먹을 때와 느리게 먹을 때를 비교한 무작위 시험Ice Cream Evoked Headaches(ICE-H) study: randomised trial of accelerated versus cautious ice cream eating regimen」이었다. 이 논문은 과학적 엄격성을 위해 동료 심사를 거친 뒤 2002년에 발표되었다. 당시 마야는 13세로, 아마 『영국의학저널』에 논문을 발표한 최연소 저자일 것이다. 과학전람회 수상 불발의 아쉬움을 달래주는 성과가 아닌가!

꼭 아이스크림을 먹지 않고도 저온 자극 두통을 입증할 수 있지만, 아이스크림만큼 재미있는 방식은 없었다. 나는 더럼대학교에서 강의를 하던 시절, 한 교과목에서 매년 이 실험을 재현했다. 실험에 성공할 때도 있었지만 보통은 실패였다.[1] 문제점을 하나 꼽자면, 강의가 시작되고 실험을 할 시간이 되면 아이스크림이 이미 살짝 녹아 있어서 충분히 차갑지 않았다. 하지만 진짜 문제는, 나의 실험 참가자들이 보통 스무 살을 넘긴 성인이었다는 것이다. 이 학생들은 체면을 버리고 아이스크림을 게걸스럽게 먹으려 들지 않았다. 그들에게 아이스크림 100밀리리터를 5초 만에 먹어치우라고 하는 것은 불가능에 가까웠다. 나는 몇 년의 시도 끝에 실험 방식을 바꿨다. 아이스크림 대신, 팩에 담긴 주스를 미리 얼려서 가져갔다. 실험을 시작할 때쯤이면 주스는 얼음물처럼 차가운 액체 상태가 되어 있었다. 그리고 실험 참가자들이 빠르게든 느리게든 주스를 마실 때 팩을 꽉 짜서 끝까지 마셔달라고 부탁했다. 결과는 성공이었다! 다들 끙끙 앓긴 했지만 다행히 캑

캑거리는 사람은 없었다. 그들은 이미 논문 덕분에 충분한 두통을 앓고 있었을 테니…….

'브레인 프리즈'란 무엇일까

영미권에서는 아이스크림 두통을 뇌가 언다는 의미로 '브레인 프리즈brain freeze'라고 부르는 경우가 많지만, 이는 정확한 명칭이 아니다. 실제로 뇌가 얼어버리는 건 아니다. 정말로 뇌가 얼어버리면 우리는 아무것도 느끼지 못하고, 그대로 저세상으로 갈 것이다. (검시관으로 일하는 친구의 말에 따르면, 몸이 따뜻하고 술에 취하지 않은 상태에서 죽어야 정말로 죽은 것이라고 한다. 추워서 몸이 얼면 신진대사가 느려지면서 심장박동이 크게 떨어진다. 술에 취하면 심장박동이 희미하고 불규칙해지며, 소리도 작아진다. 호흡 역시 느려진다. 이 두 가지 생물학적 현상이 합쳐지면 실제로 죽지 않아도 죽은 것처럼 보일 수 있다.) 아이스크림을 먹으며 눈을 감는 것은 생을 멋지게 마감하는 방법일 수 있겠으나, 비만 관련 질병이 없는 이상 아이스크림 때문에 죽을 가능성은 희박하다. 더 기이한 점은, 이 현상이 아이스크림을 먹거나 차가운 주스를 마셨을 때에만 국한되는 게 아니라는 것이다.

서퍼의 두개골

아이스크림을 게걸스럽게 먹거나 차가운 주스를 벌컥벌컥 마시지 않아도 '브레인 프리즈' 현상을 겪을 수 있다. 서핑을 즐기거나 차가운 물속에서 오랜 시간을 보내면 그렇다. 내가 사는 곳은 바닷가 근처라서 파도를 타러 오는 서퍼들을 종종 볼 수 있다. 그 추위를 어떻게 견디는지 놀라울 따름이다. 3월 영국 중부 바닷가의 얼음장 같은 물속에 들어가는 비결이 궁금해진 나는 해풍이 강하게 불던 날, 막 파도를 타고 해변으로 돌아온 마이크라는 서퍼에게 말을 걸었다. 그는 전신 잠수복을 입고 있었다. 머리에는 네오프렌 모자를 쓰고, 발에는 장화를 신고, 손에는 장갑을 꼈다. 노출된 부위는 얼굴뿐이었다. 나는 단도직입적으로 물었다. 이 추운 3월 북해 바다에 들어가는 연유가 무엇이냐고. "얼마나 짜릿한데요." 그가 답했다. 듣자 하니 그 시기 북해에서는 조수와 풍향이 절묘하게 맞아떨어져서 다른 어떤 바다도 대적할 수 없는 기막힌 파도가 인다고 한다. 마이크는 그 파도에 올라탔다. "그래도 춥지 않아요?" 내 물음에 그는 장비를 가리키며 말했다. "전혀요. 물속에 있으면 안 추워요." 그러면서 이를 딱딱 부딪쳐가며 부들부들 떨고 있었다(확실히 육지가 춥나 보다). "브레인 프리즈는 죽을 맛이지만요."

바닷물을 일부러 마시지 않아도 파도를 타다 보면 차가운 물이 입안으로 들어가기 마련이다. 차가운 바닷물과 따뜻한 네오프렌 잠수복으로 무장한 몸의 온도 차는 섭씨 30도에 육박한다. 서핑을 할 땐 입으로 숨을 쉬기 쉬워서 바닷물이 입안으로 들어오곤 한다. 그래서 주스를 들이마실 때처럼 관자놀이에 심한 통증이 온다. 마이크는 머리가 아프면서 순간 몸이 굳어버리는 것이 보드에서 떨어지는 가장 큰 이유라고 했다. 그런데도 수많은 서퍼가 바다로 뛰어든다. 두통보다 큰 짜릿함이 기다리고 있기에!

흔히 생각하는 것과 달리, 관자놀이가 찌르르한 통증은 치아가 민감해서라기보다 입천장에 있는 감각수용기가 과도하게 활성화되는 탓이다. 로버트 스미스는 1960년대에 얼음 깨물기에 대한 심도 있는 조사를 통해 이를 설명했다.[2] 로버트에 따르면, 얼음이 입천장에 닿으면 20초 정도 뒤에 통증이 찾아온다. 얼음이 닿은 곳과 가장 가까운 눈 위의 관자놀이 영역에서 찌르르하고 날카로운 것에 찔리는 듯한 감각이 갑작스럽게 느껴지는 것이다. 입속 다른 곳에 얼음을 두면 이런 느낌이 오지 않는다. 입천장은 입안에서 유일하게 움직이지 않는 영역이다. 그래서 오랜 시간에 걸쳐 고정되어 있고, 입으로 들어온 음식이나 음료의 온도를 매우 민감하게 감지한다. 너무 뜨겁거나 차가운 물질이 들어오면 입안 연조직이 손상되어 미각이 약화될 수 있기 때문에, 우리 뇌에는 입안에 들어오는 물질의 온도를 알려주는 믿을 만한 알리미가 필요하다.

마야가 연구했던 아이스크림 실험은 입 뒤쪽과 위쪽의 민감한 부위에 아이스크림을 밀어 넣는 실험이었다. 내가 학생들에게 차가운 주스를 마시게 했던 것, 서퍼들이 본의 아니게 얼음장 같은 바닷물을 마셨던 것 모두 마찬가지다. 로버트는 입의 구조와 뇌와의 연결을 고려할 때 나비입천장신경절이 통증 전달 경로 역할을 한다고 결론지었다. '나비입천장'이라는 이름이 붙은 이유는, 이 부위가 코 뒤쪽에서 시작해 얼굴 앞쪽에 위치한 나비뼈와 입천장 사이에 위치한 경로이기 때문이다. 신경절은 신경의 엔진이라 할 수 있는 세포체 전체가 뭉쳐 있는 상태를 뜻하며, '삼차신경절'과 직접 연결되어 있다. 삼차신경절은 머리와 얼굴에서 뇌로 통증 신호를 전달하는 경로다. 가령 아주 차가운 것이 닿아서 이 경로가 활성화되면, 체온을 회복하고 냉기로 인해 손상된 부위를 치유하기 위해 혈관이 확장된다. 그 과정에서 혈관에 있는 삼차수용기가 당겨지는 것이다. 하지만 통증이 입안에서 느껴지지 않고 관자놀이까지 올라오는 이유는 무엇일까?

이를 이해하려면 '연관통'에 대해 알아야 하는데, 그 전에 삼차신경에 대해 먼저 생각해보자. 삼차신경은 얼굴과 머리의 모든 근육계를 통제하고(혈관벽 안에 있는 평활근 포함), 얼굴 피부와 근육계에서 발생하는 일을 감지한다. 예를 들면 저작근(씹고 무는 기능)을 쓰거나 표정(찡그리기와 웃기)을 짓도록 뇌에 명령을 전달하고, 촉각과 통각 같은 감각 정보를 뇌로 올려 보낸다. 삼차신경은 열두 개의 뇌신경 중 가장 큰 신경이다. 세 개의 경로가 있고 얼굴 양쪽에 쌍으로 분포되어 있다. 입과 코 쪽에 경로들이 모여 있고, 두개골에 전체적으로 퍼져 있다.

나비입천장신경절이 활성화되면 삼차신경이 뇌로 메시지를 올려 보내고, 이렇게 올라온 메시지는 다른 얼굴 부위에서 온 신호들과 함께 묶인다. 감각기관은 이렇게 입력된 신호들의 차이를 구별하지 못하기 때문에, 주로 관자놀이 영역에서 통증을 느낀다. 관자놀이가 아닌 다른 부위와 헷갈릴 때도 있다. 산소 부족으로 심장이 통증을 느낄 때가 있는데 그 신호는 왼쪽 팔과 턱에서 나온 감각 정보와 한데 묶인다. 그 결과 우리 뇌는 그 통증이 팔이나 턱에서 온다고 착각한다. 그래서 심장마비가 오면 왼쪽 팔과 턱이 아픈 것이다.

하지만 우리가 관자놀이에서 통증을 느끼는 더 직접적인 이유는 따로 있다. 2012년 하버드의과대학 호르헤 세라도르는 빨대를 바로 입천장 안쪽에 대고 얼음물을 마시는 실험을 했다. 얼음물을 마시다가 브레인 프리즈가 오면 손을 들게 하고, 연구진은 초음파를 사용해서 전대뇌동맥(머리 앞쪽으로 피를 보내는 주요 혈관 중 하나로 눈 바로 뒤를 지난다)에서 무슨 일이 생기는지 추적했다. 그 결과 참가자들이 손을 들기 전에 혈관이 확장되어 혈류량이 크게 늘어나는 것을 확인했다. 이 혈관 확장이 통증의 원인이라고 추정된다. 참가자들은 전대뇌동맥이 정상으로 돌아오는 시점에 통증도 가셨다고 보고했다.

브레인 프리즈, 정확하게는 저온 자극 두통의 원인을 두 가지로 정리해볼 수 있을 것 같다.

1. 입천장 과잉 자극과 연관통. 신체가 통증을 느끼면 온몸의 치유 물질을 문제 부위로 보내기 위해 혈관이 확장된다. 그 결과가 두통이다.

2. 온몸을 정상 작동시키기 위해 머리로 따뜻한 피를 급하게 보내는
   것. 피가 쏠리면서 혈관 자체에 있는 삼차신경수용기가 잡아당겨
   지고, 다른 모든 경로를 거치면서 더 심한 통증이 유발된다.

저온 자극 통증이 즉각 느껴지지 않는 이유가 여기 있다. 혈
관에서 일어나는 일을 뇌가 통증이라고 인지하기까지 시간이 걸
리는 것이다. 이 통증은 혈류가 정상으로 돌아올 때까지 이어진
다. 보통 차가운 불청객이 구강(그나저나 '구강'은 '입'과 같은 의미다.
'구강 닥쳐!' 하면 말싸움에서 이기는 건 따놓은 당상이니 잘 써먹으시
기를)에 들어가고 10초 정도(또는 그 이상) 있으면 통증이 가신다.
두 가지 원인을 통해 나타나는 이 두통은 다행히 금세 잦아드는
편이다. 하지만 앞으로 살펴볼 다른 두통들은 그렇게 순식간에
사라지지 않는다.

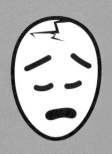

3장

부비동, 감각, 콧물

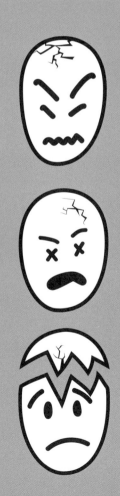

삽으로 얼굴을 얻어맞은 것 같은 느낌이 든 적 있다면? 해야 할 일은 두 가지다. 먼저 주변을 둘러보자. 실제로 누군가 삽으로 얼굴을 때린 것 같은가? 그렇다면 도망가라. 하지만 그게 아니라면 부비동염일 가능성을 고려해야 한다.

부비동염은 부비동 내벽에 염증이 생기는 질환이며(흔히 축농증으로 알려져 있다) 여기에는 언제나 울혈이 따른다. 부비동은 얼굴 뒤쪽에 위치한 뼛속 공간이다. 총 네 종류가 있으며, 안에는 공기가 차 있고 연필심보다 가느다란 배농관도 있다. 광대뼈 안에 있는 상악동과 눈썹 바로 위에 있는 전두동이 가장 크다. 사골동은 콧날 주변과 눈 사이의 비강 양옆에 있다. 마지막 접형동(나비굴)은 사골 뒤에 있다. 부비동은 모두 코와 연결되어 공기와 점액(콧물)을 교환한다.

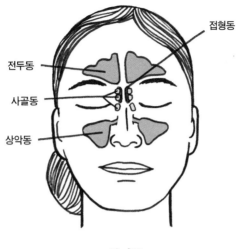

접형동

전두동

사골동

상악동

부비동

가볍고 튼튼한 안면골

우리 얼굴을 이루는 뼈의 속이 비어 있다고 생각하면 충격적이지만 걱정할 필요는 없다. 뼛속이 빈 이유는 머리가 가벼워야 하기 때문이며 그렇다고 뼈의 강도가 약해지지는 않는다. 얼굴뼈는, 택배를 보낼 때 내용물을 보호하기 위해 함께 넣는 완충재라고 생각하면 쉽다.

사실 우리 몸에서 가장 튼튼한 뼈는 측두골이다. 영어로 측두골을 뜻하는 단어 'petrous temporal bone'에서 petrous는 '바위 같은' '단단한'이라는 의미의 라틴어 petrósus에서 비롯되었고, temporal은 두개골 안, 즉 귀 위쪽 측두엽에 위치해 있음을 나타내는 말이다.

밀도가 굉장히 높아서 대퇴골 다음으로 튼튼한 측두골은 내이를 소중하게 품고 있다. 귀 가장 안쪽에 자리한 내이는 음파를 전기 신호로 변환해서 뇌가 소리를 이해할 수 있게 만들어주는 부분이며, 아름다운 나선형 구조의 달팽이관이 내이 안에 있다. 측두골은 뼈대에서 마지막으로 부패하는 부위이며 다른 뼈보다 DNA를 훨씬 잘 보존하기에 고고학자들에게 귀중한 보물이다. (상어에 물렸을 때 유일하게 소화되지 않는 부위이기도 하다. 밀도가 너무 높아서 소화기관이 감당할 수 없는 것이다.)

부비동염의 전신증상은 다양하다. 문제가 생기는 부위는 얼굴인데, 부비동을 만지면 얼얼하고 이 느낌이 부비동에서 얼굴 전체로 퍼져나간다. 코에 울혈이 생기고 코가 막힌다. 입에서 이상한 맛이 난다. 구취도 함께 따라온다. 냄새를 제대로 맡기 힘들고, 기침과 가래로 잠을 잘 수 없다. 여기에 두통도 빠질 수 없다. 이 증상들을 차례로 알아보겠지만, 모든 증상 중 가장 중요한 신호이자 조정자는 콧물이다. 그러니 콧물부터 파헤쳐보자.

콧물은 중요하다

어린 시절 나는 '콧물'이 굉장히 점잖지 못한 단어라고 배웠다. 부모님은 개방적인 편이라 개의치 않으셨지만, 보수적인 학교

선생님들은 쉬운 말 대신 '적절한' 용어를 쓰게 했다. (하지만 이런 요구도 일관성 있게 적용되진 않았다. '음경'이라는 단어는 내뱉기 무섭게 수녀님들에게 현기증을 일으켰으니 말이다.) 나는 콧물이라는 단어가 부적절하다는 의견에 반대한다. 영어로 콧물을 뜻하는 'snot'은 14세기 말부터 존재해온 중세 영어 단어로서 코 분비물 nasal discharge 또는 코 점액nasal mucus이라는 설명적이기 그지없는 말과 의미가 같다. 'Nasal mucus'의 어원인 고대 영어 gesnot 은 독일어와 네덜란드어 snuttan, snotte, snute에서 비롯되었고, 세 단어 모두 '코'를 뜻하는 'snout'에서 유래했다. 모두 타당한 어원이다. 고대 고지 독일어에는 snuzza라는 단어가 있었고, 오늘날에도 여기에서 비롯된 단어 schneuzen('코를 풀다')이 있다. 노르웨이어와 덴마크어에서는 오늘날에도 snot을 명사로 사용한다. 고대 영어 중 현재 사라진 단어로는 '코를 닦거나 후비다'라는 뜻의 snite가 있다. 이 단어가 현대어에서 자취를 감췄다니 슬프다. 그러니 나는 이 말을 되살리는 것을 나의 사명으로 삼으려 한다. 바로 지금부터.

코를 풀고 싶은 건 점액이 모여서 막힌 코가 답답하기 때문이다. 점액을 배출시키는 것은 상피세포다. 상피세포는 우리 몸의 외부 표면, 내장, 혈관, 코와 부비동 같은 공동(빈 공간)의 안쪽 면을 덮고 있다. 상피세포는 부위에 따라 생김새와 기능 방식이 다르다. 그중 부비동 안에 있는 상피세포는 기둥처럼 생겼고 가장 바깥쪽 표면에 섬모라는 짧은 털이 나 있다. 이 세포는 상기도에서 볼 수 있는 상피(배상세포)와 같은 종류이며, 물질을 분비하고 섬모를 이용해 점액을 이동시키는 기능을 한다. 배상세포는 모두 뼈 표면을 단단하게 둘러싸고 있는데, 현미경으로 들여다보면 여러 층을 이루며 겹쳐 있는 것처럼 보이지만 실제로는 한 겹이다. 이러한 착시 효과가 발생하는 것은 세포들의 높이가 일정치 않고, 현미경에서 가장 잘 보이는 부위인 세포핵(또는 뇌)이 각기 다른 높이로 보이기 때문이다. 그래서 세포가 여러 겹 층층이 있는 것 같은 착시가 생긴다. 하지만 부비동 내벽이 거짓중층섬모원주상피세포 한 겹으로 구성되어 있다는 사실이 확인됐다. 이 세포가 분비하는 점액은 보호용 연고 기능을 한다. 점액이 없으면 밑에 있는 세포가 말라서 갈라지는데, 이렇게 틈이 생기면 병균에게 여기를 공격해달라고 깃발을 흔드는 꼴이 된다. 병균이 그 약점을 바로 파고들 수 있기 때문이다.

점액이 우리 몸을 보호하는 방법은 수분 공급 외에도 더 있다. 점액은 끈끈하고 미끄러운 성질로 병균을 가둬서, 병균이 체내로 들어가 피해를 주지 못하게 막아주기도 한다. 배상세포의 섬모가 호흡기 점액 주변에서 끊임없이 움직이기 때문에(주로 위장관을 따라 움직이며 코 안쪽에서 바깥쪽으로도 움직인다) 이 입자들은 우리 몸에 오래 머물러 있지 못한다.

점액이 우리를 보호하는 방법은 또 있다. 점액에는 라이소자임(화학반응을 촉진시키는 효소)이 들어 있다. 라이소자임은 박테리아의 세포벽을 부수고, 풍선을 바늘로 찌르듯 세포를 터뜨린다. 게다가 점액에는 몸에 침입하는 다양한 세균에 들러붙어 이들을 죽이는 면역글로불린이라는 항체가 존재한다. 우리는 콧물을 애꿎게 미워하곤 하지만, 사실 점액은 이렇게 최전방에서 항균성 방어를 하며 우리 몸을 지켜주는 투사다.

인간의 코와 부비동에서는 하루에 1리터 이상의 점액이 생산된다. 그 정도면 상당한 양인 것처럼 들리지만, 이렇게 생겨난 점액은 보통 입 안쪽에서 침과 섞여 삼켜지기 때문에 평소 잘 느끼지 못한다. 그러다가 세균, 꽃가루 같은 알레르기 유발 성분에 노출되면 우리 몸을 방어하기 위해 점액이 평소보다 많이 만들어진다. 이때 흘러넘친 점액이 코 밖으로 흘러내리거나, 코 뒤로 넘어가 목으로 내려가는 것이다. 뒤로 넘어가는 점액을 '후비루'라고 한다. 세균에 감염되거나 알레르기가 생기면 부비동 안쪽에 염증이 생기기도 하는데, 보통은 코와 부비동으로 향하는 혈관이 붓기 때문에 나타나는 증상이다. 무시무시하게 들릴지 몰라도 우리 몸은 원래 이런 식으로 손상이나 감염에 대응한다.

첫 번째 주자: 히스타민

실험을 하나 해보자. 뾰족한 펜 끝으로 손을 긁으면 빨간 선이 생길 것이다. 이 선이 생기는 것은 히스타민이 있기 때문이다. 히스타민은 비만세포에서 나오는 강력한 분자이며, 비만세포는 피부의 상피 아래 위치해 있다. 히스타민은 혈관을 부풀려서 필요한 부위에 피를 더 많이 전달하고(방금 손상시켜 자극을 준 부위) 혈관벽에 균열을 일으킨다. 이렇게 하면 면역체계의 이차 방어선인 백혈구가 감염 위험이 있는 곳으로 이동할 수 있다. 이 모든 과정 끝에 나타나는 것이 바로 빨간 선이다.

코와 부비동에서 히스타민이 분비되면 배상세포의 점액 분비량이 더 늘어나서, 백혈구의 일종인 호중구와 섞인다. 이렇게 되면 코가 막혀서 풀었을 때 나오는 점액의 점도와 색이 평소와 달라진다. 초록빛이 도는 콧물이 나오는데, 이는 호중구에 초록 색소가 들어 있기 때문이다. 히스타민은 코에 있는 감각수용기에 직접 작용해서 가려움이나 염증을 유발하기도 한다. 울혈은 주로 혈관 안에서 일어나며, 코가 가렵고 따가운 것은 신경성 증상이다. 그렇다면 이 모든 것이 어떻게 통증을 유발하는 걸까?

얼굴 통증

부비동에 염증이 생겼을 때 느껴지는 통증은 부비동 중 어느 부위가 가장 크게 공격받았는지에 따라 달라진다. 물론 부비동 전체가 한꺼번에 부어오를 수도 있지만, 어느 한 부위의 점막 장벽이 다른 부위에 비해 제 역할을 제대로 수행하지 못하는 경우도 있다. 그러면 그 부위에서 상피조직이 마르고 감염이 발생해 특정한 통증이 나타날 수 있다. 예를 들어, 다른 부비동 증상이 모두 나타나면서 광대와 눈 바로 아래가 아프다. 치통과 일반적인 두통이 동반된다면 그건 상악동염이다. 부비동 중 상악동은 광대뼈 안에 자리하기 때문이다. 반면 전두동염은 이마 쪽에서 두통을 일으킨다. 사골동이 양 눈 사이에 있기 때문에 이 부위에 염증이 생기면 눈 사이와 뒤쪽에서 통증이 느껴지고 눈물이

날 수도 있다. 흔히 '머리가 깨질 것 같다'고 하는, 이마에서 퍼져 나가는 두통이 바로 이것이다. 사골동 뒤에 있는 접형동에 염증이 생기면 머리 앞이나 뒤로 통증이 더 넓게 퍼진다. 이는 다른 부비동 부위에 비해 증상이 약하고 금방 사라지기 때문에 가장 진단하기 어려운 두통이다. 이 두통이 오면 물체 하나가 둘로 보이거나 시력이 약해지고, 콧물이 나는 경우도 있다. 접형동에서 비롯된 두통을 진단하는 가장 좋은 방법은 내시경 검사다. 콧속으로 카메라를 집어넣고 올려 보내서 이 부위의 내벽에 염증이 있는지 살피는 것이다. 내시경은 늘 환자보다는 의사가 재미를 많이 보는 검사다. 어느 이비인후과 의사가 환자에게 한 말에 따르면, 환자의 '코딱지를 세어볼' 수 있기 때문이란다.

부비동 두통 vs. 편두통

부비동염으로 인한 두통에 대해서는 논란이 있다. 이 분야의 전문가 중에는 이 통증의 90퍼센트가 사실은 편두통이라고 믿는 사람이 많다(편두통은 6장에서 자세히 다룬다). 진단이 어려운 것은 편두통도 앞서 설명한 것과 비슷한 증상을 보이기 때문이다. 콧물이 나고 눈 주위가 아프고 일반적인 비염 증상도 동반된다. 그래서 어느 증상이 먼저인지 꼬집어 말하기 어렵다. 편두통과 부비동 두통 모두, 몸을 앞으로 숙이면 부비동이 눌려서 불편해진다. 하지만 편두통 증상은 부비동염 증상보다 훨씬 고통스럽고, 특히 편두통이 몸 전체에 미치는 영향으로 말할 것 같으면 하루 종일 과잉 분비된 점액을 목 뒤로 삼키면서 겪는 평범한

'찝찝함'에 비할 바가 아니다. 그 점액도 몸에 좋은 간식거리는 아니지만.

앞서 살펴본 것처럼, 머리에서 느끼는 통각은 삼차신경이 작동하면서 발생한다. 삼차신경이 얼굴 영역에서 뇌를 향해 감각 정보를 올려 보내는 동안, 운동신경을 통해 신호가 얼굴 골격 전체로 내려가기도 한다. 부비동 두통과 편두통이 혼동되는 이유가 여기 있다.

부비동 두통의 경우, 히스타민과 프로스타글란딘 같은 염증성 물질이 신경종말을 활성화하고, 이 신호가 뇌로 올라가 통증으로 해석된다. 저온 자극 두통과 마찬가지로 통증이 발생한 지점은 코 주변이지만, 모든 감각신경이 한데 뭉쳐 있기 때문에 우리 뇌는 통증의 출처를 구별하기 어렵다. 그래서 이마에서까지 통증을 느끼는 것이다. 편두통은 반대로 뇌 활동의 변화가 삼차통증수용기를 자극해서 상피조직 아래 혈관을 확장하고, 히스타민 생성과 점액 분비량 증가를 유발한다. 그러니 편두통은 코에서 비롯된 문제가 두통을 일으키는 것이 아니라 뇌에서 생긴 문제가 코를 괴롭히는 것이다.

에취!

삼차신경은 콧물이 흐르게 하는 것과 더불어 재채기를 일으킨다. 삼차신경이 뇌간에 있는 재채기 중추에(그렇다, 우리 몸에는 재채기 중추가 있다) 신호를 보낸다. 재채기 중추는 머리로 보낼 신호를 준비하고, 비강과 구강을 열기 위해 필요한 근육을 활성화한다. 강제로 숨을 내쉬게 해서 장애물이나 입자를 제거하기 위함이다.

앞서 연관통에 대해 알아본 것처럼 삼차신경은 헷갈리기 쉽다. 우선 재채기를 유발하는 요인을 살펴보자.

- 삼차신경은 눈 바로 뒤에 위치한 시신경과 꽤 가까이 있다. 그래서 갑자기 밝은 빛을 보면, 시신경이 자극되면서 삼차신경을 활성화한다. 그런데 뇌는 이 현상을 코에 자극물이 들어와 있다는 뜻으로 해석해서 재채기를 시킨다. 아리스토텔레스는 이 문제로 고통스러워했는데, 그는 뜨거운 햇살이 코에 닿는 것이 문제라고 여겼다. 2000년 뒤, 프랜시스 베이컨은 아리스토텔레스가 틀렸음을 유쾌하게 발표했다. 눈을 감고 태양 아래 서 있으면 코가 따뜻해지긴 해도 재채기는 나지 않는다는 사실을 발견한 것이다. 그는 이 비밀에 거의 다가갔지만 완벽하게 풀진 못했다. 베이컨은 햇빛 때문에 눈에서 눈물이 나고, 이 수분이 콧속으로 스며들어서 자극을 주었다고 생각했다. 하지만 정답은 '재채기 반사'다. 우리가 익히 아는 것처럼 이 현상은 수분이 새어나오는 것보다 뇌에서 일어나는 복잡 미묘한 전기 활동과 더 관련 있다. 인간의 35퍼센트가 이런 식으로 재채기를 하며, 이는 혀를 마는 능력처럼 유전형질에 의한 것이다.
- 눈썹을 뽑을 때도 삼차신경의 감각 섬유질이 활성화되는데, 이 역시 코에 자극이 온 것으로 잘못 해석되어 엉뚱하게 재채기를 유발할 수 있다.

- 배가 부를 때 재채기를 하는 사람도 있다고 한다. 이 반응은 박하나 향신료를 먹었을 때 코가 자극되어 재채기가 나는 것과는 관계없다. 유전학자 주디스 홀이 '배부름 재채기snatiation'(영어로 '재채기'를 뜻하는 sneeze와 '포만감'을 뜻하는 satiation의 합성어)라고 명명한 이 반응도 유전형질이지만, 그 작동 기제는 매우 불명확하다. 대부분 '휴식-소화'를 담당하는 부교감신경계에서 나온 신경들과 함께 돌아다니는 삼차신경과 관련 있다.
- (특히 청소년의 경우) 섹스 생각과 재채기의 상관관계를 보여주는 연구도 원인이 명확하지는 않지만, 부교감신경계가 혼선을 일으켰음에는 의심의 여지가 없다고 밝혔다. 이제 버스에서 옆 사람이 재채기를 하거든 생각해보자. 괜히 재채기가 나온 게 아닐 수도 있다……

콧물은 미끄럼틀을 타고

세균에 노출됐을 때와 자극을 받았을 때 부비동이 보이는 반응은 같다. 하지만 자극을 받은 경우 반응이 더 짧게 끝난다. 나는 워터파크에 갔다가 이 경험을 했다. 물미끄럼틀을 타고 내려가는 건 꽤 재미나다. 그리 자주 타는 건 아니고, 아무래도 다시 탈 일은 없겠지만 말이다. 나는 이 물미끄럼틀에서 중간에 끼이고 말았다. 어떻게 된 영문인지는 나도 모르므로 자세히 들추지 말기로 하자. 어쨌든 나는 물미끄럼틀 중간에 끼었고, 상당한 양의 물이 코를 통해 부비동으로 들이닥쳤다.

그 장면을 상상해보자. 나는 물속에서 추위를 많이 타기 때문에(급류에서 카약을 탔던 후유증으로) 옷을 잔뜩 껴입곤 한다.[1] 하지만 그날은 래시가드와 반바지만 입고 있었다. 물이 스며들지 않는 옷을 입었기에, 미끄럼틀에서 물살 사이로 하체를 움직이려니 물줄기가 얼굴로 솟구쳐 올랐다. 그래봤자 겨우 물 아닌가? 아니다. 물은 위험한 박테리아가 번식하고 생존하기에 유독 좋은 환경이다. 새로운 사람이 물에 들어올 때마다 세균이 방출되며, 누군가 자연적으로 가지고 있던 세균은 다른 사람에게 병원균이 된다. 인체에서 점액이나 소변 같은 오수가 나오는 것은 말할 것도 없다. 그래서 수영장 물은 보통 염소로 소독한다. 물에 서식하는 병원균, 박테리아, 바이러스, 곰팡이를 박멸하기 위해서다.[2] 염소가 물과 결합하면 차아염소산을 만들어내고, 이 성분이 세균 세포벽을 공격해서 세균들을 터뜨려 죽인다.

그래서 수영장 물은 진정한 세균 배양접시인 동시에, 세균과 싸울 태세를 갖춘 화학 물질이다. 이 모든 요소가 합쳐져 우리 부비동은 세균 감염과 염소 자극에 노출된다. 워터파크에 다녀온 이튿날 나는 독한 감기에 걸린 것처럼 코맹맹이 소리를 냈다. 코가 막혔고, 부비동에 울혈이 생겼으며, 이마에 은근한 두통이 왔다. 물줄기가 콧속으로 들어와서 입 안쪽 통로를 타고 흘러 목으로 넘어간 걸 생각하면 놀라운 일도 아니다. 카약을 타던 시절에도 늘 같은 증상을 겪어왔다.

잠깐 다른 이야기를 하나만 해보려 한다. 물놀이를 좋아하거나 물에 들어가는 일을 하는 사람들에게 흥미로울 이야기다. 카약을 타거나 개방 수역에서 수영을 즐기는 세계 각국의 수많은 사람이, 특히 비가 많이 내린 뒤 강, 호수, 바다에 들어갈 때면 엄청난 양의 콜라를 들이켠다. 그러면 오염되었을지도 모르는 물을 삼켜도 안전할 것이라고 믿는 것이다. 콜라에 들어 있는 인산(녹 제거 성분이다. 못 믿겠으면 녹슨 동전 하나를 콜라에 담그고 하룻밤만 있어보시라) 같은 성분이 배탈 예방 접종을 해준다고 여기는 것인데, 콜라가 몸속에 낀 녹을 제거해준다는 과학적 근거는 없다. 가장 근접한 연구로는 스페인 세비야에서 에두아르도 메디나와 그의 동료들이 했던 실험이 있다. 그는 상추에 유해균을 감염시키고 콜라가 세균을 죽이는지 관찰했다. 올리브오일, 식초, 레드 와인과 화이트 와인, 과일주스, 커피, 맥주로도 실험해본 결과 살균 효과가 가장 뛰어난 액체는 식초와 올리브오일이었고, 그다음은 레드 와인과 화이트 와인으로 5분 만에 대부분의 세균을 죽였다. 나머지 음료는 전혀 효과가 없었다. 이 이야기의 교훈은, 카약을 타거나 수영 훈련, 시합을 한 다음에는 올리브오일이나 식초를 들이켜야 한다는 것이다. 정 안 내키면 와인도 괜찮다. 나는 이 와인 아이디어를 낸 덕분에 함께 카약을 타는 친구들에게 사랑받았다.

하지만 사실 배 속에는 세균이 절대 살아남을 수 없는 강력한 위산이 있어서, 호흡기를 통해 들어온 세균을 너끈히 중화시킨다. 그러니까 점액이나 가래를 삼켜도 전혀 위험하지 않다는 뜻이다. 심지어 삼키는 게 바람직하다. 앞서 배운 것처럼 우리는 보통 하루에 1리터씩 점액을 삼키고, 부비동에서 점액을 많이 분비할수록 우리가 삼키는 양도 많아진다. 점액 1리터는 200칼로리를 웃돈다. 그렇다고 점액으로 아침 식사를 대신할 생각은 없지만 말이다.

내 코가 석 자

부비동이 자극을 받으면 어떤 일이 생길까? 가령 염소에 자극을 받았다면 면역체계가 개입하지 않으므로 염소가 빠지면 부비동 염증이 가라앉는다. 이것은 비알레르기성 부비동염의 적절한 예다. 하지만 자극으로 울혈이 생기면 원치 않는 결과를 맞이할 수 있다. 평소 같았으면 점액에 붙들려서 상피세포에 침투하지 못하고 쫓겨났을 평범한 병원균이 몸속에 남는 것이다. 점액이 많아져 자유롭게 움직이지 못하다가 줍디줍은(연필심만 하다) 통로로 빠져나가지 못한 탓이다. 세균이 자극물을 가지고 들어왔다가 갇혔든 감기 바이러스가 코를 훌쩍이는 틈에 들어와서 붙잡혔든, 이들은 더 오랜 시간 머물면서 우리 몸을 감염시킨다. 나는 운이 좋았다. 울혈 때문에 살짝 두통이 오고 하루 이틀 답답하다가 몸이 괜찮아졌다. 나에게 들러붙은 세균은 없었다. 물론 다시는 워터파크에 가지 않는다.

왜 누구에게는 소소한 자극으로 그치는 물질이 어떤 이들에게는 알레르기를 일으킬까? 이에 대한 답을 찾으려면 알레르기 반응이 무엇인지부터 이해해야 한다. 알레르기 반응은 어떤 물질에 대해 면역반응이 과민하게 나타나는 현상이다. 부비동에 알레르기를 일으키는 가장 흔한 항원은 꽃가루다. 어떤 항원에 대한 민감도가 달라질 때 우리 몸에는 알레르기가 생긴다. 몸은 꽃가루처럼 무해해 보이는 물질을 굉장한 위협으로 받아들이고, 그에 대항해 항체를 내세운다. 그런 다음 이 면역 표지가 면역체계를 건너뛰고 즉시 위험을 알린다. 그래서 다음에 그 물질에 다시 노출될 때, 우리 몸은 모든 수단을 동원해 이 적을 재빨리 물리칠 태세에 돌입한다.

그렇다면 우리 몸이 애초에 꽃가루를 나쁜 물질이라고 받아들인 이유가 궁금할 것이다. 하지만 그것은 또 한번 우리 통제를 벗어난 유전적 요인인 듯하다. 2012년 사우샘프턴대학교 사이드 하산 아르샤드는 동료들과 함께 한 연구를 통해 엄마의 알레르기 민감성은 딸이 물려받고, 아빠의 민감성은 아들이 물려받는 경향이 있다는 것을 밝혀냈다. 즉 알레르기가 성염색체를 통해 전달된다는 뜻이다. 이와 더불어 태아 시절과 신생아 시절의 환경적 요인도 있을 수 있다. 예를 들어 부모가 담배를 피우거나 임신 초기 6개월간 호흡기 감염을 겪었다면 아이에게 알레르기가 생길 위험이 커진다.

항체를 키우는 것 외에 우리 몸이 꽃가루를 공격할 수 있는 반응 메커니즘이 하나 더 있다. 부비동과 비강 안에 있는 상피막을 기억하는가? 이 막 아래에는 점막밑층이라는 것이 있고, 여기에는 히스타민이 함유된 비만세포가 있다. 꽃가루 같은 자극에 민감하거나 알레르기가 있는 사람의 경우, 이 비만세포가 상피막 맨 위로 올라와 있다. 이 때문에 꽃가루 알레르기가 있는 사람은 꽃가루에 아주 민감해진다. 비만세포는 꽃가루를 감지하는 즉시 (상피막이라는 장벽도 없이), 가지고 있던 모든 히스타민을 와르르 쏟아낸다. 그래서 혈관이 확장되고 염증이 생기며, 백혈구가 점막 밖으로 흘러나온다.

세균의 삶

부비동염을 유발하는 병원균은 주로 바이러스와 박테리아다. 박테리아는 항생제를 통해 저지할 수 있는 반면 감기 바이러스를 비롯한 바이러스 대부분은 항생제에 대한 저항력이 강하다. 그런데 안타깝게도 부비동 감염은 주로 바이러스가 원인이다.

교활한 감기 바이러스

감기 증상과 부비동염을 일으킬 수 있는 바이러스는 200가지가 넘으며, 그중 가장 유명한 것은 리노바이러스로 인간, 침팬지, 긴팔원숭이에게 감염된다. (코뿔소는 안전하다! 영어로 코뿔소는 rhino로, 리노바이러스와 이름이 같다.) '리노'는 '코'를 뜻하는 그리스어에서 유래했다. 인간을 아주 능수능란하게 감염시키는 리노바이러스는 크게 A형, B형, C형으로 나뉜다. 하지만 바이러스가 가지고 있는 표면단백질에 따라 서로 다른 유형들을 섞으면 160종 이상의 다른 바이러스가 생겨날 수 있다. 우리 몸이 하나의 바이러스 유형에 대해 항체를 키우더라도 나머지

159종에는 대항할 수 없기에, 이 바이러스와 맞서 싸우기는 굉장히 어렵다. 새로운 바이러스를 만날 때마다 처음부터 새로 항체를 만들어야 하는 것이다. 보통 이미 마주친 적 있어서 항체를 가지고 있는 세균에 노출되면 우리 몸의 면역체계는 즉시 작동하여 이 세균들을 쥐도 새도 모르게 처리한다.

세균은 우리를 직접 공격해서 1차 감염을 일으킨다. 바이러스는 잘 들러붙는 성질이 있는데, 우리 몸이 끈적한 성질에 염증 반응을 보여서 감염을 더 용이하게 만들기도 한다(예를 들어 나는 수영에 그런 반응을 보인다). 그러면 바이러스에 대한 면역반응 때문에 울혈이 더 많이 생기고, 다른 세균들이 스리슬쩍 들어올 수 있다. 우리 몸이 1차 감염과 정신없이 싸우면서 만들어낸 울혈에 박테리아가 걸려드는 식이다. 이것을 2차 감염이라고 한다.

세균성 부비동염은 부비동의 바이러스 감염에 비해 매우 드물며, 바이러스 감염 이후에 가장 흔하게 발생한다. 가장 전형적인 병인은 폐렴연쇄상구균이다. 흔히 폐렴구균[3]이라고 부르는 이 세균은 이제 간단한 소변 검사로 검출할 수 있다. (예전에는 면봉을 콧구멍에 찔러 넣어 세균을 묻히고, 연구실로 가져가 세균 배양접시에 놓고 배양시키는 데 치료에 써야 할 귀중한 시간을 뺏기곤 했다.)

인플루엔자균은 부비동을 공격하는 '그람 음성 박테리아'의 예다(다음 쪽의 '빛나는 박테리아' 설명을 참조하라). 이름 탓에 인플루엔자를 유발한다는 (엉뚱한) 원성을 사기도 한다. 1892년에 인플루엔자가 대유행한 뒤 독일 미생물학자 리하르트 파이퍼가 이 균을 발견했지만, 1933년에 이르러 독감의 원인은 인플루엔자 바이러스라는 사실이 밝혀졌다. 그래서 '인플루엔자균'은 사실 '파이퍼 바실루스'(바실루스는 막대 모양 세균을 뜻하며, 막대를 뜻하는 라틴어에서 가져온 단어)라고 부르는 것이 더 적절하다. 하지만 정확성을 기하기 위해 현미경으로 들여다보면, 바실루스가 구체와 막대 모양이 섞인 '짧은막대균'임을 알 수 있다.

빛나는 박테리아

박테리아를 분리하면 현미경으로 관찰할 수 있다. 하지만 박테리아를 보기 위해서는 세포의 각기 다른 부분에 들러붙는 다양한 화학 물질을 입혀야 한다. 1882년에 덴마크 미생물학자 한스 크리스티안 그람이 박테리아의 세포벽 성분에 들러붙는 크리스털 바이올렛이라는 염료를 사용하는 방법을 개발한 것이 시초다. 하지만 그람의 실험 결과, 어떤 박테리아들은 이 세포벽 성분이 부족해서 현미경 관찰을 위한 밑작업을 견디지 못했다. 그런데 이런 박테리아에 사프라닌이라는 염료를 사용했더니 이번에는 무사히 반응하며 박테리아가 분홍색으로 물들었다. 결과적으로 그람은 박테리아가 세포벽에 따라 두 종류로 나뉘며, 염료를 이용해 둘을 구분할 수 있다는 사실을 발견했다. 보라색으로 변하는 세포는 그람 양성, 분홍색으로 변하는 세포는 그람 음성이다. 1884년에 처음 연구 결과를 발표했을 때 그는 다른 사람이 '이 결과의 쓸모를 발견해주기를' 바라며 비관적인 태도를 보였는데 이것은 19세기를 통틀어 가장 겸손한 언사 중 하나였다고 볼 수 있다. 그람 염색은 의학미생물학의 위대한 초석이 되었기 때문이다.

폐렴균과 인플루엔자균은 모두 자연에서 생긴 박테리아, 즉 식물상이며(그렇다, 인체 기관은 작디작은 생명체들이 살아가는 진짜 정원이다) 기도 안에 산다. 그런데 이 두 세균은 우리 기도에 대한 지배권을 두고 치열하게 다툰다. 이 사실을 밝혀낸 인물은 펜실베이니아대학교 크리스토퍼 페리콘과 그 동료들이다. 이들은 2000년에 두 박테리아를 세균 배양접시 하나에 풀어놓는 기가 막힌 실험을 했다. 그 결과 폐렴균이 과산화수소를 분비해서 인플루엔자균을 비롯한 다른 박테리아를 파괴했다. 이 사실을 통해 연구진은, 인체 상기도에 폐렴균이 존재하면 이곳에서 식량을 두고 경쟁하는 다른 세균들이 마음대로 번식하지 못한다는 합리적인 결론을 내렸다. 그리고 2005년, 제프리 와이저가 이끌던 같은 펜실베이니아 팀의 연구원 엘리나 리센코는 한 걸음 더 나아가 실제 쥐의 귀 안에 박테리아를 넣어보았다. 폐렴균이나 인플루엔자균의 변종을 따로따로 실험한 결과, 이 균들은 코 안에서 제법 효율적으로 서식했다. 하지만 이 균들을 한꺼번에 넣었을 땐 2주 뒤 인플루엔자균만 살아 있었다. 크리스토퍼 페리콘이 세균 배양접시에서 관찰했던 것처럼 폐렴균이 인플루엔자균을 공격하기 시작한 듯했다. 그런데 이번에는 이 공격이 면역반응을 일으켜서 폐렴균만 처치하고 말았다. 따라서 이런 방식에서는 두 균을 섞어놓아야만 면역체계가 작동한다. 이는 아주 중요하게 생각해야 하는 문제다. 일부 질병 치료법, 무엇보다 백신은 특정 병원균 하나를 제거하는 방식인데, 이때 기존 세균들의 경쟁 구도를 부주의하게 뒤바꿔서 부작용을 초래하지 않도록 유의해야 한다. 경쟁 상대가 사라졌을 때 주도권을 쥐려는 세균이 우리 몸 속에 숨어 있을지도 모르기 때문이다.

폐렴균과 인플루엔자균 모두 다양한 증상을 일으키지만, 흔한 감기 바이러스(증상이 더 심하다)와 마찬가지로 인플루엔자균은 특히 부비동 울혈을 통한 두통을 유발할 가능성이 높다. 심지어 인플루엔자균 같은 그람 음성 병원균은 죽이기가 훨씬 더 어렵다. 우선 이들의 세포벽에 무언가를 침투시키기가 무척 어렵고, 다양한 그람 음성 변종들이 이미 기존 항체에 대한 저항성을 갖추었기 때문이다.

하지만 좌절하기에는 이르다. 21세기에 이르러 핀란드 오울루의 테르히 타피아이넨 팀은 자일리톨처럼 간단한 성분으로도 그람 양성 폐렴균과 그람 음성 인플루엔자균이 모두 점액막에 들러붙는 것을 막을 수 있다는 것을 발견했다. 자일리톨은 무가당 껌에 들어가는 감미료이며 우리 몸에도 소량 존재한다. 세균 배양접시에 자일리톨을 추가한 결과 두 병원균의 성장이 모두 억제되는 결과가 나타났다. 감염된 뒤 병을 치료하려면 상당량을 복용해야 하지만 시럽이나 껌에 섞어서 투약할 수도 있다. 이렇듯 우리는 손바닥으로 쉽게 잡을 수 있는 벌레를 처단하겠다고 초가삼간을 태우기도 한다.

부비동 좀 내비동~

알레르기나 병원균에 대한 반응과 비교하면 사소하지만, 불쾌한 방식으로 부비동을 괴롭히는 자극원이 몇 가지 있다. 예를 들어 온도가 급격하게 바뀌거나 연기가 자욱한 공간에 들어가면 점액의 점도가 달라질 수 있다. 또 향수나 페인트 냄새를 맡을 때도 비슷한 반응이 있을 수 있다. 알코올이나 매운 음식도 비슷한 반응을 일으키는 물질이다.

그중에서 매운 음식에 대해 알아보자. 나는 영국 맨체스터대학교에서 일하던 1990년대에 그리스인 친구 디미트리, 독일인 친구 요하네스와 함께 매주 러시홈이라는 동네에 갔다. 시내에서 남쪽으로 3킬로미터 정도 떨어진 지역인데, 우리는 특히 윔슬로 거리에 가곤 했다. 이 길에는 중동 및 동남아시아 식당이 70곳 이상 모여 있는 커리 마일이라는 길이 있다. 우리는 인도 커리를 먹으러 다녔다. 꽤 어렸던 내게 그런 맛은 난생처음이었다. 매울수록 좋았다. 정말 맛있었지만 휴지가 필수였다! 채소 절임, 후추, 고추는 모두 캡사이신과 알릴이소티오시안산염(무와 겨자에도 이 성분이 있다)이라 불리는, 식물이 동물에게 먹히지 않게 보호해주는 성분을 함유하고 있다. 새는 이 성분에 민감하지 않아서 이런 식물을 얼마든지 먹을 수 있다. 그러니 다람쥐들이 자꾸 새 모이

통에 입을 대거든 모이에 고춧가루를 뿌려두자. 새들에게는 아무런 타격이 없지만 다람쥐들은 발을 뺄 것이다. 두 물질 모두 혀에 있는 온도 감지 부위를 자극해서, 입에 넣은 음식을 뜨겁다고 느끼게 만든다. 그 결과 감각수용기가 과활성화되어 혀가 얼얼해진다. 나는 래디시를 굉장히 좋아하지만, 강의 시작 전 한 봉지를 통째로 먹진 않는다. 이는 혀를 통제하지 못하고 강의 중 실수를 연발하면서 힘겹게 얻은 교훈이다.

캡사이신의 가장 흔한 작용은, 코에 있는 통증수용기를 자극해서 점액 분비 속도를 높이는 것이다. 통증이 위협으로 해석된 탓이다. 커리에 맥주를 곁들여서 열을 식히면 되겠다고 생각하는 사람이 있다면 오산이다. 맥주에 들어 있는 에탄올로는 캡사이신 분자를 붙잡을 수 없고, 물에 녹지도 않는다. 가장 좋은 건 우유다. 우유에 들어 있는 카세인이 지방을 좋아하고, 캡사이신 분자를 끌어안아 입에서 씻어내주기 때문이다. 그래서 요구르트로 만드는 전통 인도 음료 라씨가 제격이다.

음료 이야기는 제쳐두고, 매운 음식에 대한 이런 반응이 부비동염 관련 두통으로 이어지는 일은 드물다. 울혈과는 반대로 비루나 콧물이 줄줄 흐르는 증상이 나타나기 때문이다. 말이 나와서 말인데, 부비동이 막혔을 때 비루를 발생시키면 잠시나마 속이 뚫릴 수도 있다. 그러니 코가 막혔다면 매운 음식을 잔뜩 먹어주는 것도 좋다.

그리고 알코올이 있다. 밤을 불태우고 돌아와서 코가 막힌 적이 있는가? 맥주, 와인, 샴페인을 마시고 이튿날 부비동이 꽉 막힌 적이 있다고 호소하는 독자들도 있겠지만, 그 이유를 설명해주는 연구 논문은 거의 없다. 하지만 알코올과 부비동염 유발 요인에 대해 아는 바를 바탕으로 추론하자면, 범인은 주로 히스타민이다. 술에 들어 있는 에탄올 때문에 히스타민이 분비된 것이라는 결론이다.

왜 그럴까? 에탄올은 얼굴 혈관을 직접 확장시키는데, 뇌는 우리가 공격을 받아서 혈관이 확장된 것이라고 착각한 나머지 히스타민을 분비해서 울혈을 일으킨다. 이는 공간을 많이 차지하는 혈관 확장과 점액 분비량 증가로 이어진다. 하지만 알코올 자체에도 히스타민이 함유되어 있어서(에탄올도 마찬가지다), 배에서 소화되더라도 시간이 흐르면서 혈중 히스타민 농도를 높일 수 있다. 히스타민은 숙성 치즈, 채소 절임, 올리브, 아보카도, 사워크림, 심지어는 바나나에서도 발견된다. 이 중에는 편두통을 유발한다고 알려진 음식이 많아서, 두통이 저절로 나타났다면 '부비동 두통'은 편두통과 무관하다는 확신도 긴가민가하게 된다. 게다가 술을 많이 마실수록 탈수가 심해져서 점액이 줄어들기 때문에 상피층 섬모가 움직이기 힘들어진다. 그래서 결과적으로 점액이 후비루가 되어 내려가지 않고 고여 울혈이 되기 쉽다.

민감도와 부비동

부비동염의 주범으로 알려진 식품은 두 가지가 더 있다. 하나는 모든 유제품에 들어 있는 젖당이고, 다른 하나는 밀, 보리, 호밀(빵과 맥주)에 들어 있는 글루텐이다. 하지만 이에 대해서는 과학적·의학적 증거가 부족하다. 다만 지금까지 알려진 바는 글루텐, 특히 글루텐에 들어 있는 글리아딘이라는 성분에 알레르기 반응을 보이는 사람이 있고, 이 면역반응이 소장에 염증을 일으킨다는 것이다. 그 결과 알레르기 환자는 음식의 영양소를 섭취하지 못하고, 복강 질환을 얻게 된다. 그렇다면 복강 질환 이외에 글루텐은 우리 몸에 어떤 영향을 미칠까? 글리아딘이나 다른 글루텐 성분에 맞서기 위해 형성된 항체가 부비동에 염증 반응을 일으킬 수도 있을까?

글루텐에 대한 항체 형성의 끔찍한 결과 중 하나는, 이 항체가 장 내벽을 공격해서 영양분 흡수에 최적화된 울퉁불퉁한 표면을 팬케이크처럼 평평하게 만들어버린다는 것이다. 그래서 복강 질환을 자가 면역 질환이라고 부른다. 자기의 조직을 자기가 공격한다는 뜻이다. 주로 형성되는 항체를 면역글로불린 항체Immunoglobulin A형이라고 부른다. 문제는 A형 항체가 기도의 점액막, 침, 눈물에도 들어 있다는 것이다. 복강 질환에서 발전되는 두 번째 면역글로불린 항체는 면역글로불린 항체 G형이다. 이것은 꽃가루와 반려동물의 비듬(반려동물의 털 자체가 아니라, 동물에게서 떨어져 나오는 아주 작고 미세한 피부 조각이 알레르기를 일으킨다)에 대한 면역반응을 담당하는 항체이며, 모든 체액에서 다량 발견된다. 체액은 박테리아와 바이러스로부터 우리 몸을 보호하는 최전선이기 때문이다. 그렇다면 글루텐과 관련된 면역글로불린 항체 A형과 G형이 강해지면 부비동염이 생길까? 글루텐을 섭취하지 않기 위해 식단 일기를 쓰고 식이를 제한해온 수많은 이가 그렇다고 생각할 것이다.

젖당이 부비동염에 미치는 영향에 대해서는 동료 심사를 거친 증거가 더 많다. 그중 2005년에 발표된 논문이 하나 있다. 맞다, 이 논문 말고는 별게 없지만 증거는 증거다. 웨일스 카디프대학교 스테퍼니 매슈스와 그 동료들은 질환이 많고 천식, 습진, 부비동 문제, 근육통과 관절통, 집중력 부족에 10년간 시달려온 53세 여성의 사례를 보고했다. 이 여성은 여러 약, 스프레이, 연고를 처방받아 복용 중이었으며 무릎관절 치환 수술을 앞두고 있었다. 스테퍼니와 연구진은 환자의 젖당불내성을 시험하기 위해, 젖당 50그램을 섭취했을 때 세 시간 동안 수소 가스가 얼마나 방출되는지를 분석했다. 세 시간에 걸친 방출량이 20피피엠 이상이면 젖당을 잘 소화하지 못한다는 뜻이다. 이 여성은 이 값에 한 번도 도달한 적이 없으므로, 젖당불내성이 없다는 결론이 나왔다. 문제는 이런 결과에도 불구하고 젖당을 섭취하면 다양한 증상이 생긴다는 것이었고, 증상은 사흘간이나 이어졌다. 의료진은 한 달만 젖당을 섭취하지 않으면서 경과를 지켜보자고 했다.

한 달 뒤, 이 여성은 새사람으로 거듭났다. 설사가 멈췄고, 피부는 빛났으며, 천식과 부비동 문제가 사라졌고, 정신이 또렷해지면서 치매 걱정이 없어졌다. 이 사례는 전 세계 많은 사람에게 귀감이 되었고, 우리가 정상이라고 주장하는 기준이 무엇인지에 대한 의문을 불러왔다. 의학적으로 측정할 수 있는 모든 값에는 '정상' 범위가 있지만, 그 범위에 속한다고 해서 개개인을 모두 정상이라고 볼 수 있을까? 53세 젖당불내증 여성은 분명 그렇지 않았고, 유제품을 함유하지 않은 푸딩이 그 증거였다. 인체는 복잡하고 알쏭달쏭한 동시에 매력적이다. 이제 우리는 사람들을 도표 위의 측정점이 아니라, 각기 다른 개인으로 바라보아야 한다.

얼굴이 잘못이라고?

지금까지 부비동염을 유발하는 외적 원인을 살펴봤다면, 다양한 내적 원인을 알아보자. 가장 흔한 것은 점막 내벽에 눈물처럼 매달려 있는 비용종이며, 사골동에서 가장 흔히 발생한다. 비용종은 약간의 노폐물, 면역세포, 결합 조직으로 구성돼 있고, 겉은 사골동 내벽과 같이 거짓중층섬모원주 상피세포로 덮여 있다. 이 부드러운 양성 종양은 저절로 사라지지 않고 계속 자라서 부비동을 완전히 막아버리는 것은 물론, 자체 배상세포를 통해 점액을 분비하는 능력까지 있다. 원인은 지속적인 축농증, 알레르기성 비염, 천식, 아스피린 알레르기[4]이며, 낭포성 섬유증이 있는 사람에게도 잘 생긴다.

청소년기를 지나면서 이목구비가 성장하면 부비동의 모양이 바뀌고 없던 부비동이 생기기도 한다. 사골동과 상악동(콧대와 광대뼈 주변에 있는 부비동)은 태어날 때부터 존재하지만, 얼굴 뒤쪽 접형동은 7세부터 자라기 시작해 15세에 대대적인 성장을 멈춘다. 전두동은 4세부터 12세까지는 공기만 채워져 있다가, 25세가 되어서야 최종적인 크기와 형태가 완성된다. 세상 이치를 다 깨우친 줄 알았던 20대 초반을 생각해보라. 사실 아직 얼굴이다 자라지도 않은 애송이였다니! 이런 구조적 변화와 더불어 호르몬이 불균형한 시기에도 비알레르기성 부비동염이 발생하기 쉽다. 특히 여성은 사춘기, 월경과 임신, 임신 2개월부터 출산할 때까지 계속해서 호르몬이 불균형하다. 비알레르기성 부비동염은 갑상샘 저하증 증상이기도 하며, 이는 신진대사 저하로 이어진다. 호르몬 불균형이 부비동염을 유발하는 방식은 아직 제대로 밝혀지지 않았고, 호르몬 변화에 따라 콧속 통로가 넓어져서 염증 반응과 울혈감이 발생한다는 정도만 알려져 있다. 고통받는 당사자에게 아직도 볼일이 남아 있다는 듯 말이다.

지긋지긋한 고통

지금까지 이야기한 증상 가운데 하나라도 시달려본 적 있는 사람이라면 부비동염이 얼마나 총체적인 괴로움인지 익히 알 것이다. 최고로 지독한 두통은 아니어도 머리가 둔해지고, 좀체 가시지 않고, 울혈까지 더해져 평범한 일상이 고달파진다. 부비동염을 겪어본 적 없는 사람들은 대부분 이 질환이 친구, 동료, 가족을 얼마나 괴롭히는지 이해하지 못한다. 하지만 이제는 이 증상의 정도를 측정하는 평가지가 있다. 평가지는 주요 특정 증상에 대한 느낌을 1~5점으로만 평가하도록 되어 있다. 물론 대답은 주관적이지만, 이렇게 질문에 답을 해보면서 일정 기간 동안 한 개인이 증상을 느끼는 정도를 가늠하고 그때그때의 몸 상태가 환자 본인에게 어떤 영향을 미치는지를 파악할 수 있다. 그러나 몸 상태가 같아도 사람마다 영향을 받는 정도는 다르기에 평가지만 보고 부비동염이 얼마나 심각한지를 객관적으로 알 수는 없다. 객관적인 상태를 보기 위해서는 콧속으로 카메라를 집어넣는 등 다른 검사를 실시해야 한다. 실제 콧속 상태가 같아도 어떤 사람은 점수를 높게 매기고, 또 어떤 사람은 낮게 매길 수 있다. 점수를 높게 매긴 사람일수록 같은 증상에 더 괴로워한다고 볼 수 있다. 여기에는 많은 이유가 있을 것이다. 평가지를 보고 실제로 알 수 있는 건, 부비동염이 특정 순간에 해당 환자에게 어떤 영향을 미치고 있는지다. 오랜 시간 많은 사람에게 평가지 작성을 요청하면서, 우리는 환자의 답이 얼마나 신뢰도가 높고 환자들의 집합적 경험을 어느 정도로 잘 대변하는지 판단하기 위해 평가지 문항들을 시험해왔다.

미국 미주리주 세인트루이스에 있는 워싱턴의과대학의 두경부 외과의이자 이비인후과 의사인 제이 피치릴로는 1998년부터 연구진과 함께, 부비동염이 미치는 신체적·감정적 영향을 시험하기 위한 평가지 SNOT-22를 개발했다. SNOT은 '비부비동 결과 검사'를 뜻하는 'Sino-Nasal Outcomes Test'의 약자로, 콧물을 뜻하는 영어 단어 'snot'과 이름이 같다. 이 얼마나 멋진 일인가! 숫자 22는 문항이 22개라는 뜻이며, 재채기나 콧물이 얼마나 심했는지, 그로 인해 집중력, 생산성, 기분이 어떻게 달라졌는지 등을 묻는다. 후반부 문항들은 삶의 질과 관련돼 있다. 만성적인 부비동 문제는 휴지를 쟁여놓아야 하는 것 이상으로 삶을 고달프게 만든다는 것이 이제 확실해졌다.

SNOT-22 활용하기

나는 수전이라는 52세 여성에게 SNOT-22 응답을 부탁했다. 그는 우리 연구실의 몇몇 동료에게 응급 처치법을 가르치고 있었다. 그런데 수업 내내 헛기침을 하더니, 어딘가 불편한 듯 코맹맹이 소리를 내는 것이었다. 내가 쉬는 시간에 다가가 몸살이 났는지 물어봤더니(날이 쌀쌀해지던 참이었다), 그는 5주 전에 몸이 안 좋았는데 지금은 부비동염 증상이 조금 남아 있을 뿐이라고 대답했다. 늘 그래왔다고도 덧붙였다. 나는 이 증상이 그의 일상에 미친 영향이 굉장히 흥미로웠다. 휴가를 낼 정도로 '제대로 아픈' 건 아니고 살짝 성가신 정도여서 그냥 참고 견뎌야 하는 가벼운 병이었지만, 그렇다고 몸 상태가 마냥 가뿐하지는 않았다. 수전은 그날 수업이 끝나고 SNOT-22를 작성해서 지난 2주간의 경험에 대해 0~5점으로 점수를 매겼다. 0점은 아무렇지도 않았던 경우, 5점은 가장 힘들었던 경우다. 22개 문항의 총점은 최고 110점이다. 총점이 8점 이하면 문제 없음, 20점은 가벼운 문제, 50점까지는 보통 수준의 문제, 그 이상은 심각한 문제가 있음을 의미했다. 수전은 61점으로 문제가 심각했다. 또한 삶의 질 관련 문항은 모두 점수가 높아서 더 문제였다('곤혹을 느낀다'는 문항은 예외였는데, 지난 15년간 어찌나 시달렸는지, 이제는 곤혹스럽다는 감정을 초월한 상태였다). 흥미롭게도 삶의 질과 관련된 문제 중 가장 심각한 것은 수면과 피로였다. 잠을 잘 못 자서 몸이 개운하지 않으면, 만성적인 건강 문제는 제쳐두고 일상에 대처하는 능력이 크게 떨어진다. 주관적으로 판단해 행동하면서 모든 것을 악화시킬 수 있고, 이것은 우울증의 원인으로도 잘 알려져 있다. 수전에게는 울혈, 후비루, 기침, 두통이 나타났고 그 결과 깊고 개운한 잠을 충분히 잘 수 없게 되었으며, 증상이 오래 지속될수록 그 원인은 더욱 나쁜 것으로 생각되었다.

나는 수전에게 부비동 두통에 대해 구체적으로 질문을 던졌다. 그는 부비동 두통을 항상 달고 살며, 평소에 자주 머리가 멍하고 무겁다고 했다. 그는 이 두통을 무시하려고 노력하며 살아왔지만, 어쩌다가 두통이 없다는 걸 깨닫는 날엔 훨씬 가뿐하고 행복감을 느끼기까지 했다. 그리고 만사가 수월하게 느껴졌다. 이건 특이한 일이 아니다. 우리 뇌는 통증을 선택적으로 무시할 수 있지만, 그 능력은 사람마다 다르다. 이를 통증 관문이라고 한다. 간단한 예로, 우리는 어딘가에 다리를 부딪히면 그 부위를 우선 문지르고 본다. 이 방법이 통하는 이유는 뇌가 두 가지 일을 동시에 처리할 수 없기 때문이다. 통증 신호를 받거나, 무언가가 피부를 만지는 촉감을 느끼거나 둘 중 하나만 수행할 수 있는데, 그중 후자인 '체성 감각'이 우세하다. 부비동 두통의 경우, 통증의 근원에 손을 댈 수 없기 때문에(부비동을 직접 문지를 수는 없으니) 이런 방법이 아주 잘 통하지는 않는다. 그래도 눈 사이 콧대와 사골동이 있는 눈구멍 위쪽, 전두동이 있는 이마를 문질러주면 잠시나마 통증을 달랠 수 있다.

한 차원 더 높은 예를 들면, 주의력도 통증에 영향을 미친다. 만약 당신이 치과 의자에 앉은 채로 텔레비전을 본다고 할 때, 나는 두 가지 상황을 예측할 수 있다. 첫째는 나와 다른 치과에 다닌다는 것이고, 둘째는 집중력이 분산돼서 뇌가 고통을 덜 느끼기 때문에 마취제를 덜 써도 된다는 것이다. 수전도 비슷한 방법을 쓰고 있었다. 생각하는 뇌와 강력한 의지력을 활용해서, 심각한 부비동염에서 비롯된 두통을 무시해온 것이다. 수전은 하키 선수 출신이기에 통증을 참는 법을 훈련해왔다고 볼 수 있다.

나는 지금까지 만난 많은 부비동염 환자에게, 지금 앓는 두통이 '부비동' 두통이라고 확신하는지 물어보았다. 노팅엄대학 병원의 닉 존스를 비롯한 일부 이비인후과 외과의는 부비동 두통이 사실 아주 특별한 경우에만 발생한다고 이야기한다. 가령 접형동 감염처럼 비교적 드문 일이라는 것인데, 닉 존스의 말처럼, 부비동 두통을 긴장성 두통과 혼동할 가능성이 있을까? 수전은 이 문제를 두고 신중하게 고민했다. 부비동염으로 인한 피로와 권태가 긴장을 유발하고, 그로 인해 긴장성 두통이 찾아온다고 생각했지만, 수전이 겪는 증상은 전형적인 긴장성 두통(다음 장에서 다룬다)과는 달랐다. 나는 이런 경우를 많이 본다. 부비동 문제가 두통과는 다른 방식의 불편을 야기한다고 하는 사람도 있다. 어느 젊은 남성은 통증을 일일이 구별하려 드는 것이 시시콜콜하고 전혀 도움이 되지 않는다고 말했다. "통증이 사라지고 나서야 그것이 고통이었음을 알게 된다. 통증이 없어지면 행복하기 때문"이라고 그는 말했다.

부비동염을 파헤치다

그렇다면 수전을 비롯해 부비동염에 시달리는 수많은 환자는 부비동염으로 인한 급성·만성 두통에 어떻게 대처할 수 있을까? 부비동염의 원인들을 생각해볼 때, 결과적으로 나타난 질환을 단 한 번에 해결할 방법은 없다. 따라서 부분적으로는 반드시 원인에 대한 치료를 진행해야 한다. 어떤 질환이든 마찬가지지만, 특히 두통에는 이런 접근법이 아주 중요하다. 원인을 잘 모르겠다면 꾸준히 일지를 적어보자. 그렇게 해서 원인을 알아내면 자극 요인을 제거할 수 있다. 그래도 안 되면 이비인후과에서 용종이나 구조적 기형 여부 등을 검사하고 수술을 하는 것이 좋을지 판단해야 한다.

나는 소아 이비인후과 전문의 케이트 블랙모어와 이야기를 나누면서 부비동 문제의 진단 경로에 대해 배웠다. 두통에 부비동 관련 다른 증상이 동반된다면 그 두통은 부비동 문제 때문이라고 어렵지 않게 판단할 수 있다. 환자가 이비인후과 전문의까지 찾아갈 단계가 되면 이미 항생제를 복용했을 가능성이 높다. 항생제로 증상이 나아졌다면, 이는 부비동 감염이 맞았다는 뜻이다. 경우에 따라 동네 병원에서 하는 CT 촬영도 도움이 될 수 있다. 문제는, 이 촬영본이 찰나의 상태만을 보여주며, 우리 중 3분의 1은 언제라도 액체가 찬 모습으로 찍힐 수 있다는 것이다. 이런 순간을 보는 것은 아무 의미가 없다. 점액은 섬모를 타고 계속 움직이기 때문에 이런 사진은 대부분 어떤 근본적인 문제도 보여주지 않는다. 심지어 CT 스캔은 3차원 엑스레이이기 때문에,

촬영을 반복하더라도 고여 있던 액체가 제거되고 있는지 확인할 수 없다. 굳이 방사선을 쐬고 싶은 게 아니라면 CT 촬영은 큰 의미 없다.

케이트는 마치 탐정인 양 문제에 접근한다. 어디가 어떻게 불편한지 정확하게 설명하지 못하는 어린 환자를 맞이할 땐 더더욱 그렇다. 어린이를 상대하는 직업을 가진 사람과 대화를 나눠보면, 정말 많은 통증을 몸소 겪어봐야만 그 통증에 대해 설명할 수 있다는 놀라운 사실을 알게 된다. 케이트는 이런 점에서 이비인후과 전문의인 게 좋다고 했다. 수술을 하지만 약물 치료도 큰 비중을 차지하기에, 환자에게 인간으로서 관심을 가져야 하기 때문이다. 아이들은 몸 상태에 대한 실마리를 알려준다. 케이트는 귀중한 단서들을 끌어모아 진단하고, 환자 개개인에게 가장 잘 맞는 치료법이 무엇인지 결정한다. 어떤 증상이 있는지, 어떻게 시작됐는지, 평소 생활 습관은 어떠한지 등 여러 질문을 던진다. 그리고 어김없이 콧속에 카메라를 넣어서 비강과 부비동 소공에 해부학적인 문제가 있는지, 염증, 고름, 용종 등 있어서는 안 되는 것이 있는지 살핀다. 소공은 뼈에 있는 작은 구멍이라는 뜻으로, 부비동으로 공기를 들여보내주는 역할을 한다. 면봉을 집어넣어서 무언가 특이한 것이 자라나는 이상 증세가 있지 않은지도 확인한다.

부비동염 치료하기

꽃가루가 아닌 반려동물의 비듬이 원인인 알레르기성 부비동염은 치료하기 쉬운 편이다. 반려동물만 피하면 되니까. 케이트는 의사가 된 이래로 집먼지진드기(거미의 친척 격인 자그마한 진드기 종으로, 우리가 흘린 각질 조각 등으로 구성된 먼지를 먹고 산다) 알레르기 환자를 점점 많이 보게 된다고 이야기한다. 집먼지진드기가 알레르기 유발원이라는 사실을 인식하게 되었다는 것을 차치하고도 환자 수는 여전히 늘고 있다. 이 현상에 대한 우세한 견해는, 우리가 '너무 깨끗하다'는 것이다. 너무 깨끗한 환경에서 살다 보니 집먼지진드기에 노출되는 일이 줄어들어 우리 몸은 이 진드기를 정상이 아닌 이례적인 물질이라고 받아들이게 된다. 덕분에 집먼지진드기에 노출되면 거대한 면역반응이 시작된다. 실명을 밝히진 않겠지만 이런 사실을 핑계로 청소를 미루는 사람들도 더러 있다. "굳이 집먼지진드기의 심기를 건드릴 필요는 없잖아?" 물론 일리 있는 말이다. 음식을 땅에 떨어뜨렸을 때 5초 안에 먹으면 된다는 말이 일리 있다면 말이다. 세균들이 초시계를 들고 대기하고 있기라도 한단 말인가? "얘들아, 아직 안 돼. 기다려…… 셋, 둘, 하나, 출동!" 글쎄올시다. 그러나 중요한 점은, 너무 깨끗한 것도 좋을 건 없다는 사실이다.

자극원의 정체가 밝혀지면 되도록 그 자극원을 피하면 된다. 하지만 감기를 비롯해 우리가 예측할 수 없는 질환에 뒤따르는 부비동염의 경우, 몇 가지 원인이 있을 수 있다. 예를 들어 부비동이 감염되었을 가능성이 있다면(감기 등의 첫 공격을 받고 4주가

지나서도 부비동염이 낫지 않는 경우) 항생제가 필요하다. 일반 내과에서는 치료를 통해 병명을 진단하는데, 항생제를 먹은 뒤 증상이 사라지고 통증과 불편이 모두 가셨다면 부비동 감염이었다고 판단하는 식이다. 그게 아니라면 다른 원인이 있다는 뜻이다.

항생제는 어떻게 작용할까

가장 흔하게 쓰이는 항생제는 1928년에 알렉산더 플레밍이 발견한 페니실린이다. 페니실린과 유사 항생제에는 베타락탐고리(탄소에 의해 수소와 질소 분자에 둘러싸여 있는 산소분자)가 있는데, 이 고리가 박테리아의 세포벽 핵심 성분을 모방한다. 페니실린은 이런 방법으로 박테리아를 감싸서 세포벽을 제거한다. 안타깝게도 세월이 흐르면서 박테리아도 이 공격에 대응하는 법을 터득했다. 베타락탐고리에 붙잡히기 전에 그 고리를 무너뜨릴 수 있는 효소를 생성하는 식이다. 그리고 페니실린은 그람 음성보다 그람 양성 박테리아를 훨씬 잘 처치한다. 그람 음성 박테리아는 세포벽이 더 튼튼해서 공격이 힘들기 때문이다.

페니실린에 알레르기가 있거나 페니실린이 듣지 않는 사람에게는 다른 종류의 항생제를 처방할 수 있다. 예를 들어 에리트로마이신은 페니실린보다 작용 범위가 조금 더 넓으며, 박테리아 세포 속 단백질 생성을 억제해 복제를 막는 식으로 작동한다. 하지만 이 역시 그람 음성 박테리아의 굳건한 벽 앞에서는 약발이 떨어진다.

그람 음성과 그람 양성 박테리아를 모두 공격할 수 있는 항생제 계열 중 하나는 테트라사이클린이다. 1940년대에 발견된 독시사이클린이 이 계열이며, 마크로라이드 계열도 기전이 비슷하다. 하지만 이 두 계열은 박테리아의 적응 때문에 효과가 예전만 못하다.

많은 박테리아에 항생제 내성이 생기면서 더 집중적인 공략법이 필요해졌다. 콧속으로 면봉을 넣어서 모은 박테리아를 연구실에서 배양시켜 종류를 확인할 수 있다면, 처음부터 정확한 항생제를 선택할 수 있다. 문제는 이 과정에 시간이 오래 걸리고, 여러 이유로 이런 검사를 잘 하지 않는다는 것이다.

의사들의 말에 따르면, 환자들은 상태가 심각해지고 나서야 외과를 찾기 때문에 바로 효과가 나타나는 약을 처방해주게 된다고 한다. 인간적으로 그럴 수밖에 없다고 한다. 게다가 부비동은 뇌와 가까이 있기 때문에 박테리아가 부비동에 갇히면 뇌의 척수막이나 외막을 감염시켜서 수막염을 유발하거나, 눈 주위 조직까지 세력을 뻗칠 수 있다. 그래서 부비동에 문제가 생기면 심각한 두통이 오고, 정신이 멍해지거나 시야가 흐려질 수 있는 것이다. 이는 위험한 증상이므로 치료가 시급하다. 위 증상이 하나라도 나타난다면 곧장 가까운 병원으로 달려가야 한다.

수술 '치료'

이비인후과에서 부비동 문제를 해결하는 주된 방법은 앞서 말한 것처럼 약물 처방이다. 이렇게 해서 효과가 없으면 다음 선택지는 수술이다. 하지만 지금까지 부비동 수술은 부비동을 둘러싼 뼈에 구멍을 뚫어서 입구를 넓히는 잔혹한 방식이었으며, 이 방식은 비개골(콧속으로 올라오는 공기를 촉촉하게 만들어주는 뼈 구조) 등 다른 구조에 부수적인 피해를 줄 수 있어 위험하다. 게다가 얼굴 성장이 끝나지 않은 아동에게 이런 수술은 적합하지 않고, 아이들은 보통 약물 치료만으로도 효과가 나타난다. 하지만 아동의 아데노이드(그리스어로 '선' '샘'을 의미) 질환은 이비인후과에서 수술을 하는 경우가 많다. 아데노이드는 코 뒤쪽과 목구멍 사이에 있는 작은 조직 덩어리로, 박테리아와 바이러스를 가두는 역할을 한다. 그런데 이 기관의 위치상, 아데노이드가 확장되면 호흡이 불편해지고 울혈이 생길 수 있다. 그러면 결과적으로 숨을 쉴 때 쌕쌕거리는 소리가 난다. 아데노이드 확장은 스테로이드성 코 스프레이로 가라앉힐 수 있지만 궁극적으로는 수술을 통해 들어내야 한다.

자가 치료

병원에 가는 건 최후의 수단으로 남겨두고 싶기 마련이니, 부비동염을 피하지 못했을 때 할 수 있는 자가 치료법을 알아보자.

병균 씻어내기

가장 먼저 집에서 부비동이나 코를 세척함으로써 병균을 씻어낼 수 있다. 이때 최대한 깨끗한 용액을 사용하는 것이 중요하다. 멸균 식염수를 사거나 의사의 안내에 따라 끓인 물에 소금과 탄산수소나트륨을 타서 세척제를 만들어 냉장 보관해두고 사용한다. 코로 용액을 들이마시거나 찻주전자로 한쪽 콧구멍에 용액을 붓고 다른 쪽 콧구멍으로 흘려보내면 된다. 아예 코 세척기를 사용해도 좋다. 개인적으로 나는 코가 부러진 적이 많아서 스스로 코 세척을 할 수 없다. 그래서 내게는 이 작업이 올림픽에나 나올 법한 고난도의 기술처럼 느껴진다. 그래도 해볼 가치는 있다. 흡입형 치료제를 사용하기 전에 콧속을 막고 있던 노폐물을 말끔히 제거하면(이렇게만 해줘도 막힌 코가 좀 뚫린 느낌이 난다), 약 성분이 필요한 부위에 제대로 도달할 가능성이 높아지기 때문이다. 단, 원치 않는 병균을 더 끌어들이지 않도록 반드시 깨끗한 식염수를 사용하자.

박하유 뚫어뻥

나는 코가 막혀서 '삽으로 얼굴을 얻어맞은' 느낌이 들면 멘톨이라고도 하는 박하유 스틱을 사용한다. 스틱을 콧구멍에 넣고 숨을 깊이 들이마시기만 하면 된다. 이 스틱을 입술이 건조할 때 바르는 립밤과 헷갈리면 안 된다. 박하유 스틱과 립밤은 서로 비슷하게 생겼지만, 립밤을 콧속에 집어넣었을 땐 그다지 상쾌하지 않은 데다 그 광경을 누가 보기라도 하면 제대로 웃음거리가 될 것이다. 그 모습이 우스꽝스러운 건 사실이지만, 멘톨 스틱을 쓰면 즉시 숨통이 트인다. 그 비결은 무엇일까? 그야 당연히, 박하유가 콧대 부근에 고여 있던 점액을 녹여준 게 아닐까? 정답을 말하자면, 아니다. 이런 경우가 바로 이성적 사고를 통해 현실을 예측할 수 없는 사례다.

아시아에서는 박하 추출물을 수백 년 동안 사용해왔고, 호흡기 질환 치료제로도 개발했다. 하지만 서양에서는 그보다 훨씬 늦은 19세기가 되어서야 박하유를 사용하기 시작했다. 요즘은 연고, 스틱, 스프레이, 사탕, 기침 시럽 등 다양한 형태로 박하유를 생산한다. 박하유의 실제 기능은 시원함을 감지하는 감각수용기를 활성화시키는 것이고, 그 결과 숨을 쉴 때 시원한 느낌이 난다. 다시 말해 박하유는 코로 통과하는 공기 흐름에 '그 어떤 영향도' 미치지 않지만 우리는 뻥 뚫린 기분을 느낀다. 꽉 막힌 '느낌'에서 벗어나는 것이다.

사실상 박하유는 울혈을 전혀 건드리지 않으면서 증세가 완화되었다고 인지하게 만든다. 말하자면 짝퉁이다. 하지만 뇌에서 나오는 염증 반응은 숨을 쉴 수 없다는 느낌 때문에 생성되기도 하므로, 우리가 숨을 '잘 쉴 수 있다'고 인지하는 것만으로도 이 염증 반응은 줄어든다. 코로 숨쉴 수 없는 것은 감정이 제법 크게 작용하는 문제다. 스트레스가 꽤 많이 쌓인다. 모든 스트레스는 스트레스 반응을 일으키며, 이 반응의 가장 큰 영향으로 해당 부위에 피가 몰린다. 그래서 코가 막혔다고 답답해하면 머리와 부비동에 있는 혈관들이 확장되어 부비동 통로를 더 좁게 만들어버린다. 박하유는 코가 얼마나 막혔는지 인지하는 과정을 방해함으로써 이 스트레스로 인해 일어날 염증 반응을 줄여준다. 박하유가 매력적인 이유는, 박하유에 사실 아무 기능이 없음을 인지한 사람에게도 효과를 발휘한다는 것이다. 뇌에서 자율신경(우리 몸이 계속 작동하도록 뒤에서 끊임없이 활동하는 부위)은 의식적 뇌의 방해를 크게 받지 않고 제 할 일을 하는데, 차가운 것을 감지하는 감각수용기가 바로 이런 자율신경계인 덕분이다.

박하는 효과가 빠른 편이지만, 장기 복용하면 박하사탕에 들어간 설탕을 과다 섭취해 부비동 울혈이 없어지기 전에 2형 당뇨병 합병증으로 사망할 수 있다. 그래도 울혈 처리가 급선무다. 두통과 호흡 곤란은 피로와 수면 장애로 이어지고, 이는 더 큰 피로를 낳는다. 몸은 이 피로에서 스트레스를 느끼고, 염증을 악화시키고, 일반 병균과 맞서 싸워야 하는 면역체계를 방해한다.

공간 터주기

또 다른 무기는 무엇이 있을까? 일반의약품으로 나온 울혈 완화제로는 알약 형태(감기와 독감에 주로 복용)의 슈도에페드린(슈다페드 등)과 코 스프레이 형태의 옥시메타졸린 등이 있다. 이 두 종류의 약 모두 혈관벽을 수축시켜서, 혈관이 차지하는 공간을 줄임으로써 공기가 들어갈 공간을 넓혀준다(숨통이 트인 것 같은 느낌만 주는 박하유와는 다르다). 게다가 그 부위의 혈류를 줄이면 염증성 물질이 빠른 속도로 수송되지 않아서, 진행 중이던 코맹맹이화(내가 쓰는 전문용어다) 기세가 꺾인다.

항히스타민제

항히스타민제를 쓰는 방법도 있다. 앞서 히스타민이 면역체계의 최전방에 자리하는 물질이라는 사실을 확인했다. 백혈구가 유출되기 쉽게 만들고, 도움이 필요한 부위의 혈관을 확장시켜

그쪽으로 피를 더 많이 보냄으로써 백혈구가 혈관에서 감염물을 무찌르는 과정을 도와준다. 그래서 항히스타민제를 복용하면 염증 반응을 혼쭐낼 수 있다.

항히스타민제는 두 가지로 나뉜다. 처음 개발된 항히스타민제는 복용하면 정신이 나른해진다. 약물이 혈액과 뇌관문 사이를 가로지르면서 뇌 속 히스타민 양을 줄여주는데, 히스타민이 바로 정신을 초롱초롱하게 유지시키는 역할을 하기 때문이다. 다른 항히스타민제는 신체 나머지 부위에서 히스타민 수용체를 차단하는 역할만 한다. 나른해지는 종류의 항히스타민제를 먹으면 잠을 깊이 잘 수 있어서, 우리 몸이 감염이나 알레르기와 맞서 싸우느라 애쓰는 동안 느껴지는 고통을 견디기 쉽다. 나른해지는 성분을 뺀 약품은 낮 시간에 증상을 완화시켜준다. 하지만 가령 꽃가루가 날리는 계절에 항히스타민제를 복용하는 건, '모든' 위협으로부터 우리를 보호해줄 일선 부대를 철수시키는 격임을 명심하자. 이렇게 됐을 때 가장 눈에 띄는 현상은, 살이 긁히거나 베였을 때 회복 속도가 평소보다 훨씬 느려지는 것이다.

나의 구원자, 스테로이드

사람이 만든 스테로이드는 우리 몸의 부신(콩팥 위에 얹혀 있는 내분비기관) 겉질에서 분비되는 천연 코르티코스테로이드와 같은 기능을 한다. 콜레스테롤(그렇다, 흔히들 생각하는 것과 달리 쓸모없는 물질이 아니다)에서 생성되는 코르티솔은 스트레스를 받았을 때 분비되어 몸에 필요한 에너지를 공급하고, 염증을 줄이고, 혈관을 수축시키고, 눈앞에 닥친 스트레스에 집중할 수 있도록 면역체계를 억제시킨다. 염증이 생겨서 면역반응이 높아진 부위에 코르티코스테로이드를 직접 투여하면 확장된 혈관이 수축되어 부비동을 막지 않게 된다. 게다가 스테로이드성 스프레이를 장기간 사용하면 꽃가루나 반려동물 비듬 같은 알레르기 유발원에 실제로 둔감해진다. 하지만 보통 사람들은 단기간만 사용하면 된다.

진통제가 진짜 통하네

아세트아미노펜이나 이부프로펜 같은 비스테로이드성 소염 진통제는 경구 투여제이기 때문에 좀더 전신에 걸쳐 효과를 발휘한다. 하지만 천식이 있는 경우 이부프로펜이 기도를 좁혀서 기관지 경련을 일으키고 호흡 곤란을 야기할 수 있다. 그러므로 나라면 부비동 두통이 생겼을 때 아세트아미노펜 계열 진통제를 선택하겠다.

염증 씹어 먹기

부비동염의 핵심이 염증이며, 인체의 타고난 항염 능력을 모방해서 효과를 볼 수 있다는 점을 생각할 때, 자연적으로 체내 항염력을 키우는 방법도 있을까? 염증은 몸을 공격하는 물질과 맞서 싸우는 아주 중요한 반응이지만 부비동염이나 관절염 같은 질환에서는 역효과를 일으킬 때도 있다.

항염 효과가 뛰어난 음식을 먹으면 염증에 대응하는 능력이 커질 수 있다. 예를 들어 오메가-3 지방산에는 항염 효과가 있으며, 이 성분은 생선에 많이 들어 있다. 강황도 좋다. 인도에는 4000년을 거슬러 올라가는 증거가 있지만, 동아시아에서 강황을 음독 치료제로 많이 사용했다는 최신 증거(기원전 250)도 있다. 현대에는 커큐민을 함유한 강황을 항염제 대용으로 많이 사용한다. 이 요법은 20년에 걸쳐 검증되었다. 연구실(인비트로)과 생체(인비보)에서 모두 천연 물질인 커큐민의 작동 기제를 밝혀낸 과학 논문이 몇 편 있다.

앞서 캡사이신이 콧물을 일으켜 울혈을 완화시킨다고 설명했다. 박하유와는 반대로, 우리는 이 성분을 열이라고 인지한다. 박하유와 마찬가지로 캡사이신을 코에 바르면, 뇌에 공기가 자유롭게 움직인다는 착각을 심어줄 수 있다고 생각하던 시절도 있었다. 2015년에 네덜란드 암스테르담의 아서 제보르지안과 동료들은 근거들을 검토한 끝에 이 방법을 국소적 요법으로 시도해볼 만하다고 판단했다. 하지만 이 연구에는 콧속 공기 흐름이나 염증 정도를 객관적으로 측정한 값이 없기 때문에 정확한 사실이라고 볼 수는 없다.

머리에 집중하라

알레르기성 및 비알레르기성 부비동염에 감각신경 경로의 과민 반응이 따를 수 있다는 것은 익히 알려진 사실이지만, 이 치료법이 실제로 어떻게 작동하며 효과는 어느 정도인지 보여주는 증거는 더 필요한 상황이다. 그래야 사람마다, 상황마다 알맞은 치료법을 선택할 수 있다.

의료계와 과학계에서는 부비동 두통이 부적절한 명칭이며 편두통이나 긴장성 두통의 오진일 수 있다는 의견을 내놓기도 한다. 그러나 부비동 통증을 겪어본 사람에게 이 두통은 분명히 존재하는 질환이다. 다른 고약한 증상들이 동반되며, 부비동 안에서 무슨 일이 생기면 이것이 두통으로 감지된다는 사실이 그 근거다. 부비동 두통이 아닌 다른 두통이라고 진단을 내린다면 편두통보다는 긴장성 두통일 가능성이 높다. 그 이유는 다음 장에서 알아보기로 하자.

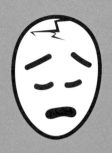

4장

스트레스와 악순환

금요일이다. 이번 주에는 계획이 있었다. 좋은 계획이었다. 타당성 있는, 당연히 실행 가능한 계획이었다. 다만, 계획을 실행하기도 전에 나에게 닥쳐올 갖은 방해물을 간과하고 있었다. 내 계획을 가로막은 것은 모두 '당장' 처리해야 하는 '긴급한' 사안이었기에, 나는 '모든 것을 내던지고' 뛰어들어야 했다. 그래서 원래 계획들은 모두 미뤄졌다. 그것들 역시 '당장' 처리해야 하는 '긴급한' 사안이었는데 말이다. 엎친 데 덮친 격으로 집 난방까지 고장 나서 '당장' '긴급하게' 고쳐야 했다. 모든 일이 한꺼번에 밀려왔고, 금요일이지만 아직도 일들이 쏟아지고 있다.

머리가 지끈거린다. 두개골을 고무줄로 짱짱하게 감아놓고 1톤짜리 추를 정수리에 올려놓은 느낌이다. 나는 정신없이 바쁜 와중에도 모든 일을 문제없이 소화했지만, 그러느라 밤을 새우고 침대에서 노트북을 펴놓고 일해야 했다(난방이 안 돼서 너무 추웠다). 초인이 아니고서야 모든 일을 침착하게 해낼 수는 없다는 것을 알았지만, 나는 정말 슈퍼걸은 못 되나 보다. 무리한 일정에는 대가가 따랐고, 그 대가를 치르는 건 내 몫이었다.

어느 정도 감정적인 부분도 있었다. 끝없이 늘어나는 일과 점점 줄어만 가는 시간이 스트레스를 줬고, 그 일들을 해치우는 과정이 전혀 만족스럽지 않았다. 이번 주에만 여섯 명이 넘는 이가 나를 찾아왔고, 누군가 나를 필요로 할 때 바로 응해주는 것은 내 천성이다. 물론 당장 긴급하게 말이다. 날 찾아왔던 사람들은 본인을 제외한 나머지 다섯 명이 내게 어떤 요청을 해왔는지 당연히 몰랐다. 내가 다른 무게들을 짊어진 채 초인적인 힘을 발휘해 자신을 도와주고 있다는 것을 알아주는 사람도 없었기에[1] 도통 기운이 나지 않고 모든 게 허무하게 느껴졌다. 나의 감정체계는 노고에 대한 보상을 원했다. 그 대가를 치르는 건 오롯이 내 몫이었다. 이런 상태가 지속 가능할까? 아니다. 묘지에 가면 수많은 능력자가 잠들어 있다.

우리는 각자의 시간을 소유한다. 그 시간을 사용한 결과도 내 몫이다. 스트레스는 늘 우리와 함께한다. 그렇다면 왜 스트레스는 가끔씩 두통을 선사할까? 이 장에서는 두통을 유발하는 감정적 반응에는 무엇이 있는지, 이것이 우리 행동을 어떻게 바꿔서 상황을 악화시키는지 알아볼 것이다. 스트레스를 받으면 우리 몸의 자세가 어떻게 달라지는지, 반대로 몸이 쇠약해지면 어떤 스트레스가 야기되는지에 대해서도 생각해보자.

태어나서 처음으로 긴장성 두통을 경험한 순간을 기억하는가? 긴장성 두통은 나이를 불문하고 찾아오지만, 사람들에게 물어보면 대부분 시작은 10대 시절이었다고 말한다. 나는 최근 일곱 살짜리 아이들에게 두통을 경험한 적 있는지 물어보았다. 먼저 머리가 아프면 어떤 느낌인지 물었다. 나를 멀뚱멀뚱 쳐다보기만 하는 아이들도 있었다. 태어나서 한 번도 두통을 겪어본 적 없다는 뜻이다. 운 좋은 녀석들 같으니. 어떤 아이들은 몸이 '아주 뜨겁고' 안 좋았을 때 '쿵쾅거리는' 느낌이 났다고 했다. 열이 펄펄 나는 감기나 다른 질환과 함께 두통을 앓은 것이었다. 의대 교과서를 읽듯 긴장성 두통에 대해 읊는 아이들도 있었다. 아직 그런 책을 읽을 만한 지적 발달 단계는 아닌 것 같은데도 말이다. 이 아이들에게 두통은 누군가 머리를 짓누르고, 모자 밑면이 어디 있는지 보기 위해 머리에 손을 올려놓는 느낌이었다. 심지어 한 아이는 '모자가 머리에 꽉 끼는' 느낌이라고 했다. 어찌나 똑똑한지. 아이들은 지금까지 스트레스를 받았던 상황들을 이야기하기도 했다. 시끄러운 소리를 들었을 때, 겁을 먹었을 때, 사고를 쳤을 때, 억울하게 야단을 맞았을 때 등이 언급됐다.

나는 두 가지 놀라운 점을 발견했다. 첫째, 아이들은 두통이 생길 만한 원인이 흘러넘치는데도 학교에 갈 수 있을 정도로 상태가 괜찮았다. 둘째, 일곱 살배기 아이들은 놀랍게도 머리가 아픈 원인이 외부 사건이라는 것을 인지해냈다. 길에서 넘어져 무릎이 까졌을 땐 원인을 쉽게 찾아낼 수 있다. 하지만 어딘가에 부딪치지도 않은 신체 부위의 통증이 감정적 사건에서 유발되었다는 건 알아차리기 힘들다. 전두엽이 아직 완전히 연결되지 않은 어린아이들이 이 정도로 인지한다는 건 놀라운 일이다. 하지만 23세 이하의 독자 여러분도 자만하지 마시라. 그 나이의 전두엽도 아직 완전히 제 기능을 하고 있지는 않으니까. 이건 다른 얘기지만, 그래서 젊은 시절에 그렇게 어리석은 선택을 많이 했는지도 모른다.

여기서 중요한 건 이렇게 어린 나이에도 인간이 감정적 요인을 두통의 원인으로 지목한다는 점이며, 그중 가장 큰 요인은 스트레스다. 스트레스 자체는 감정이 아니라, 우리 뇌가 위협이라고 인지하는 사건에 대한 신체 반응이다. 이번 주 내가 겪은 상황을 예로 들어보면, 할 일은 너무 많고 시간은 부족한 것이 시작이었다. 나는 모든 일을 잘 해내고 싶었지만 시간에 쪼들리는 기분이었고, 일을 다 해내지 못할지도 모른다는 불안에 신경이 날카로워졌다. 아니면 주어진 일을 처리하기 위해 내 몸이 투쟁-도피 모드에 돌입했고, 뇌가 이것을 긴장 상태로 해석했던 것일까?

몸, 뇌, 곰

감정 생성과 인지에 있어 몸과 마음이 어떤 관계인지에 대한 논쟁은 수천 년째 끝나지 않고 있다. 번화가를 걷는데 여러분을 향해 곰 한 마리가 달려오고 있다면 이런 생각이 들지 모른다. '그 곰 참 용감하네. 정말 멋진 녀석이야.' 아니면 이런 생각일 수도 있다. '헉, 내가 이렇게 죽는구나.' 이건 곰에 대한 뇌의 반응이다. 이제 위협을 느낀 감정이 자율신경계를 깨워서, 위험에서 당장 벗어나기 위해 필요한 에너지를 공급할 신경 화학 물질(신경계에 영향을 미치는 화학 물질)과 호르몬을 분비하게 한다.

우리가 감정을 느끼는 방식에 대한 이론은 1920년대에 월터 캐넌과 필립 바드가 개발했다. 이 이론에 따르면, 생리학적 영향은 우리가 감정을 인식한 뒤에만 나타난다. 분명 맞는 말이지만, 당시에는 1880년대에 윌리엄 제임스와 칼 랑게의 견해가 대세였다. 캐넌·바드의 의견과 반대로, 이들은 곰을 눈으로 보면 몸이 떨리며 우리 뇌가 이 떨림을 공포라고 해석한다고 생각했다.

이제 우리는 뇌와 몸이 '함께' 움직여서 감정을 인지한다는 사실을 안다. 스트레스받는 상황에서 나타나는 신체 반응(신경 화학 물질과 호르몬)은 좋은 일일 때나(오스카상을 받는다거나) 나쁜 일일 때나(길에서 곰을 만난다거나) 동일하며, 뇌가 주변 상황에 대한 정보를 수집해야 행복한지 겁을 먹었는지 판단할 수 있다. 눈여겨볼 점은, 우리 몸 또한 우리가 어떤 식으로 흥분해 있는지에 대한 정보를 뇌에 전달한다는 것이다. 척수가 심하게 손상되면 신체가 마비되는 것과 더불어 주변 일에 대한 감정도 무뎌진다는 연구를 통해 이 사실을 알 수 있다. 척수가 높은 위치까지 손상되었을수록 신체 주위에서 받는 감각 정보의 양이 줄어서, 감정의 폭도 좁아진다고 한다.

신체와 정신의 관계는 상호적이라서, 몸 상태가 스트레스를 유발하기도 한다. 이 부분은 자세가 긴장성 두통 유발에 어떤 역할을 하는지 설명하면서 다시 알아보자. 우리 마음도 마찬가지로, 과거의 나쁜 경험을 바탕으로 몸이 스트레스 반응을 일으키게

할 수 있다.

사람마다 스트레스 반응이 나타나기 시작하는 기준은 다르지만, 반응 자체는 대부분 비슷하다. 가장 즉각적인 반응은 아드레날린을 분출해, 위협에 바로 맞서기 위한 에너지를 끌어올리는 것이다. 아드레날린 분출은 눈 깜짝할 사이에 시작되기 때문에 무슨 행동을 하는지 의식도 못하는 사이 몸이 나갈 때도 있다. 그래서 제임스-랑게설(신체적 반응이 먼저 일어나고 정서적 경험이 뒤따른다는 주장)과 캐넌-바드설(정서적 경험과 신체적 반응이 동시에 발생한다는 주장)이 오랜 세월 맞붙어왔다. 뇌는 감각기관들을 통해 주위 상황을 지각해서 모든 반응을 통제한다. 우리를 향해 전력 질주해오는 자동차가 보이고 굉음이 들리면, 뇌는 이 차가 우리를 들이받을 수 있는 방향에 있는지, 피할 수 있는 시간이 얼마나 있는지 재빨리 계산한다. 차를 피하려면 무엇을 해야 하는지 판단해서, 신체 운동을 담당하는 전두엽을 통해 몸을 움직인다. 그 결과 우리는 무슨 일이 생긴 건지 인지하기도 전에 자동차가 오는 방향에서 비켜선다. 이것은 1000분의 1초 단위의 짧은 순간에 벌어지는 일이다. 그 찰나에 이 정보는, 뇌 속 감정 중추인 편도체에 전달된다. 편도(아몬드)처럼 생겨서 편도체라고 불리는 이 부위는 공포와 불안에 적극 반응한다. 그 결과 우리는 이 상황을 의식적으로 '공포'로 인지하고, 편도체에 의해 시상하부가 활성화된다.

아주 자랑스러운 이야기는 아니지만, 사실 시상하부는 내가 뇌에서 가장 좋아하는 부위다. 그냥 그렇다는 말이다. 시상하부는 우리가 잠재의식 속에서 하는 모든 일을 뒤에서 조종하는 지휘 본부와 같다. 시상하부는 아주 빠른 신경 통로를 통제하는데, 이 통로는 자율신경계이며 뇌간을 통과해서 장기들을 향해 내려간다. 또한 뇌하수체와 연결되어 있어서 내분비선이나 호르몬계도 다스린다. 자율신경계와 내분비계 모두 스트레스 상황에 대한 신체 반응에 중요한 역할을 한다.

자율신경계

가장 빠른 반응을 내보내는 자율신경계는 투쟁-도피 반응을 담당하는 교감신경계와 휴식-소화를 위한 부교감신경계로 나뉜다. 이 두 신경계가 서로를 보완하며 함께 작용하기 때문에 신체는 어떤 상황에서나 적절한 상태를 유지할 수 있다. 위협을 받은 상황에서는 교감신경계가 바삐 움직인다. 콩팥 위에 있는 부신에서 분비된 아드레날린이 교감신경계를 자극하기 때문이다. 아드레날린은 교감신경계에서 신경전달물질로 사용되어 다양한 장기가 반응하게 만들기도 한다. 예를 들면 홍채를 수축하고 동공을 확장해서, 커진 구멍으로 빛이 더 많이 들어와 눈 뒤쪽 망막에 닿게 만든다. 카메라의 원리와 마찬가지로, 이렇게 되면 시야가 훨씬 밝고 선명해진다. 폐로 향하는 통로는 기관지 통로를 넓힘으로써 몸속으로 공기를 더 많이 들여보내, 평소보다 숨을 깊고 빠르게 쉴 수 있도록 만들어준다. 산소가 들어온다는 것은, 근육과 뇌가 행동이 필요한 바로 그 순간에 최적의 상태에 있을 수 있다는 뜻이다. 간에서 분비되는 포도당은 뇌가 유일하게 사용할 수 있고 근육이 가장 빨리 사용할 수 있는 에너지원이다. 동맥이 수축되면 혈압이 높아져서, 혈액이 장기로 이동하는 속도가 평소보다 빨라진다. 여기에 심장박동까지 빨라지면 정신이 맑아지면서 자신감이 올라간다. 물론 식은땀이 흐르고, 털이 바싹 서고, 입이 바짝바짝 마르기도 할 것이다. 그럴 땐 교감신경계를 탓하자. 온몸이 흥분하면서 땀샘을 과열시키고, 몸 여기저기에 난 털을 치켜세우고('입모'라고도 한다) 침의 흐름을 막아버린다. 아무래도 편안하고 쾌적한 상태에서 흥분 상태의 이점까지 전부 누리는 건 불가능한가 보다.

내분비 계통

부차적이면서 더 오래가는 스트레스 반응도 있다. 이 역시 시상하부와 부신의 작품이지만, 이번에는 뇌하수체를 거친다. 뇌가 투쟁-도피 반응을 통제하는 반면, 시상하부-뇌하수체-부신 축('HPA 축'이라고 한다) 반응은 호르몬 분비로 이어지며, 더 오래 지속되고 긴장성 두통을 더 잘 유발한다. 인체는 되먹임 회로를 통해 철저하게 통제된다. 호르몬 수치가 어느 하나라도 낮아지면, 시상하부로 신호가 전달돼 뇌하수체를 자극하고, 결과적으로 부족한 호르몬을 분비하는 샘을 자극해서 분비량을 늘린다. 호르몬 양이 충분해지면 시상하부는 더 이상 '문제의 샘이 호르몬 분비를 촉진하도록 다그치라'고 뇌하수체를 재촉하지 않는다. 그런데 HPA 축 반응이 교감신경계 반응을 유지시키고, 잔잔한 스트레스를 만성적으로 받으면 HPA가 '계속 활성 상태를 유지'한다는 것이 문제다. 이는 본질적으로 우리 몸이 오랫동안 각성 상태에 있다는 뜻으로, 건강에 많은 영향을 미친다. 아드레날린 수치가 널뛰어서 혈관과 동맥이 손상되면, 심장뿐 아니라 뇌혈관계에도 악영향을 미칠 수 있다.

끊임없이 스트레스를 받으면 시상하부는 부신피질자극호르몬 분비촉진호르몬('CRH'라고 부른다)을 내보내고, 이것이 뇌하수체의 부신겉질자극호르몬 분비를 촉진해 부신피질을 자극해서 코르티솔을 분비하게 만든다. 코르티솔은 체내 기관에 작용하며, 각성 상태를 일으키는 주요 물질이다. 우리 몸이 스트레스를 받았을 때 에너지를 보충하도록 자극하고, 입맛을 돋워서 스트레스에 대처하기 위한 영양분을 더 섭취하게 만든다. 하지만 실제로 길을 가다가 곰을 만나서 싸우거나 도망갈 일은 잘 없으므로, 섭취한 열량만큼 에너지를 소모하는 경우는 드물다. 오랜 기간 계속해서 스트레스를 받을 때 살이 찌는 이유 중 하나다. 살이 찌는 또 다른 이유는 다음번에 곰을 또 만났을 때 도망갈 에너지를 비축하기 위해 코르티솔이 섭취 열량 중 일부를 지방 형태로 쟁여두기 때문이다.

스트레스성 두통이 뭐길래

스트레스가 우리에게 두통을 가져다주는 이유는 무엇일까? 스트레스성 두통이 생기는 방식은 두 가지다. 하나는 아드레날린이 혈관에 미치는 영향 때문이다. 아드레날린은 말초 혈관을 수축시킨다. 그래서 깜짝 놀랐을 때 얼굴이 창백해지는 것이다. 이를 통해 아드레날린은 심장, 폐, 뇌, 대근육처럼 생명 유지에 필수적인 부위들로 피를 보낸다. 그러면 산화된 혈액이 심장으로 더 많이 가서 심장박동을 높이고, 이 혈액이 근육으로도 가서 산소를 최대한 오래 사용할 수 있는 여건을 만들어준다. 아드레날린 분비량이 필요에 따라 요동치면 혈관도 함께 요동친다. 이 상태가 오래 지속되면 혈관이 손상되는데, 기능이 떨어지는 정도로 그치면 다행이지만 최악의 경우 혈관이 터져서 혈액 누수로 이어질 수도 있다. 혈액 누수는 뇌에 치명적이다. 2003년에 토마스 트루엘손은 코펜하겐 심장 연구소의 보고서를 통해, 스트레스가 큰 활동을 하거나 매주 스트레스를 받으면 치명적인 뇌졸중이 생길 수 있다고 발표했다. 하지만 그때까지만 해도 스트레스가 뇌졸중의 독립 위험인자인지는 확실치 않았다. 2015년에 글래스고 칼레도니언대학교의 조앤 부스는 근거 검토를 통해 사람들이 스스로 느끼는 스트레스의 양으로 뇌졸중 발생을 예측할 수 있음을 발견했다. 다만 여성이 남성보다 뇌졸중에 걸릴 위험이 더 높았다. 그러니까 아드레날린과 혈관 말고도 뇌졸중을 일으키는 요인이 있다는 뜻이다. 위험이 더 높다는 것은 여성이 생리학적으로 스트레스에 대처하는 방식과 관련 있을 수도 있다. 또 다른 기제는 우리가 공격받고 있다고 느낄 때 일으키는 면역반응이다. 2017년에 미국 하버드의과대학교 아메드 타와콜 교수와 동료들은 뇌의 감정 영역이 하는 활동을 백혈구 과잉 생산과 연결 지었으며, 이는 폐색과 동맥 염증을 일으켜서 뇌졸중과 심혈관 질환 발생률을 높인다.

그래서 코르티솔이 에너지를 높이고 염증을 가라앉히기 위해 우리 몸속을 흘러 다니는 와중에, 우리가 직접 '인지한' 스트레스는 비정상적인 면역반응을 일으킨다. 우리 몸이 우리 마음과 전쟁을 벌이는 것이다. 몸이 '돌격'하면 면역반응은 합병증까지 유발해 회복 속도를 늦출 수 있다.

하지만 이것은 스트레스가 지속될 때 일어날 수 있는 비극적인 상황이다. 모든 두통이 뇌졸중으로 이어지진 않는다. 가능성은 있어도 극단적인 경우일 뿐이다. 우리에게는 뇌졸중 위험을 높이는 요인을 피할 힘이 있다. 긴장성 두통은 스트레스의 부작용일 수 있으므로 무심코 넘겨선 안 된다. 두통은 그 자체로도 불쾌하고 무서운 질환으로서, 스트레스라는 감정을 유발하고 악순환을 야기한다.

기억하자. 머리에서 통증이 느껴지는 건 혈관이 수축과 확장을 반복하면서 통증수용기를 활성화시키기 때문이다. 삼차신경이 이 신호를 수집해서 전달하면 우리가 이것을 통증으로 인지한다. 이 통증은 몸에 이상이 생겨서 뇌가 최적의 상태로 작동하지 않고 있음을 말해준다. 이때 몸에 이상이 생겼다는 것은 혈관이 뇌에 활력산소, 포도당, 영양소를 보내주고 질서 있게 퇴장하지 못하게 되었다는 뜻이다. 하지만 다른 요인도 있다. 스트레스 요인과 혈관에서 나와 각성 상태를 고조시키는 통증 신호로 인해 교감신경계가 지속적으로 자극되면, 근육이 평소보다 수축되고 에너지와 산소를 계속 사용한다. 이 상태가 오랫동안 이어지면 근육이 평소보다 단단하게 느껴진다. 마음을 통해 의식적으로 몸에 신호를 보내서 이 수축을 완화하는 것이 늘 쉽지는 않다. 그래서 만성 긴장성 두통이 있으면 근육 긴장을 달고 살게 될 수도 있다.

스트레스에 대한 신체 반응 중 긴장성 두통을 일으키는 또 다른 요인은 산화질소 분비다. 몸에서 나오는 가스인 산화질소는 신경전달물질로 작용해서 혈관벽을 이완시키고 혈관 확장과 염증을 야기한다. 협심증이 있는 사람이라면 삼질산 글리세린 스프레이에 대해 알 텐데, 이는 몸에 산화질소를 넣어 혈관을 즉각 확장함으로써 심장 근육에 영양소를 공급하고, 가슴 통증을 곧바로 가라앉혀주는 약물이다. 그런데 이 과정에서 다른 혈관까지 확장되다 보니, 스프레이를 사용하면 잠시 동안 갑작스러운 두통을 앓기도 한다. 사실 산화질소는 다양한 형태의 두통과 관련 있는 여러 작용을 한다. 긴장성 두통이 있을 땐 혈관에서 분비되는 산화질소 때문에 머리와 목 부위 조직의 통증에 더 민감해진다. 긴장한 근육 조직과 혈관벽에서 나오는 신호도 이런 통증에 해당한다. 산화질소는 삼차신경을 직접 활성화시키기도 한다. 한편 산화질소의 혈관 확장은 편두통 작동 기제와 연관 있고, 뇌간 속 산화질소의 작용은 군발 두통과 관련돼 있다.

이렇게 보면 산화질소가 하등 쓸모없는 물질처럼 보일 수도 있지만 사실은 그 반대다. 산화질소는 다른 모든 신체 기관에 증상을 일으켜서 몸에 이상이 생기고 있다는 것을 알려주고, 직접 잘못된 부분을 고치려고도 한다. 몸의 기능을 정상으로 유지하기 위해 산화질소가 하는 가장 큰 역할 중 하나는, 깨어 있는 주기가 끝났거나 수면 부족 상태일 때 수면을 유도해서 몸의 회복을 돕는 것이다. 수면을 방해받으면 우리 몸은 크게 스트레스를 받으며, 심리적 압박을 받고 있는 사람에게는 스트레스가 더 심각하게 다가올 수 있다. 혈류 변동 문제도 있다. 산화질소는 혈관을 확장해서 혈관벽에 있는 통증수용기를 활성화시킨다. 게다가 통증 원인에 대응하기 위한 염증 반응까지 유발한다.

그사이 코르티솔은 염증을 줄이기 위해 노력한다. 그런데 문제는, 스트레스나 통증으로 인한 현상에 대처하기 위해 몸에서 이상 있는 부위를 '고치려고' 애쓰는 신체 기관들이 서로 경쟁하는 바람에 커다란 혼란을 일으킨다는 것이다.

고통의 순환

긴장성 두통에 대해서는 원인과 결과가 순환적이라는 것을 확실히 알 수 있다. 나는 여전히 지끈거리는 머리를 싸매고 앉아서 이번 주를 곱씹어본다. 마음이 급했고, 그래서 스트레스를 받은 결과 몸이 반응했다. 장시간 앉아서 연거푸 커피를 마셨고, 방광이 요동치는 와중에도 화장실에 가지 않았다. 스트레칭은 할 생각도 못했다. 그럴 시간이 어디 있었겠는가? 그러다가 어디 갈 일이 있으면 불안정한 자세로 준비되지 않은 근육들을 재촉하며 종종걸음을 했다. 덕분에 머리만 아픈 게 아니라 온몸이 쑤셨고, 자세는 더 망가졌다. 거의 매일 점심을 걸렀고, 하루 일과가 끝나면 긴장을 풀겠다고 침대에 구부정하게 앉아 노트북을 하며 와인을 한 잔(혹은 두 잔) 마셨다.

이번 두통은 심리적 스트레스에서 비롯되었다. 시간이 촉박하다 보니 정신이 각성된 것이다. 하지만 정서적 또는 심리적 원인 없이 몸이 스트레스를 받는 것만으로도 긴장성 두통은 생길 수 있다. 자세, 나쁜 식습관, 탈수, 알코올 섭취, 수면 부족, 잘못된 운동은 우리 몸, 특히 머리, 뇌, 목 부위에 스트레스를 주어 긴장성 두통을 유발한다. 여기에 심리적 스트레스까지 더해지면 완벽한 폭풍우가 형성된다. 나는 모든 일을 빈틈없이 해낸다는 사실에 우쭐해지기도 했지만, 사실은 꼭 그렇지만은 않았다. 내가 한 모든 일이 잘못되어 있었던 것이다.

긴장성 두통의 신체적 원인은 확실하게 알려져 있다. 영국 맨체스터에서 20년간 물리치료사로 일한 제니퍼 크램프턴은, 몸에서 일어나는 문제들이 긴장성 두통으로 이어질 수 있다고 말한다. 자세(몸을 똑바로 세워주는 역할을 주로 담당하던 근육들이 일을 멈추는 바람에 이 일의 적임자가 아닌 다른 근육들이 동원될 때), 정렬, 신경 압박, 근육 과다 활동, 부상 시 일어나는 다른 근육들의 보상, 치아와 턱 교합이 모두 문제가 될 수 있다. 제니퍼 크램프턴은 환자들의 발통점(눌렀을 때 과민증을 보이는 근육 부위)을 기가 막히게 찾아내는데, 대체로 그 부위는 목이나 머리를 받치는 근조직이다. 이런 부위를 눌러보면 근육이 뭉쳐 있고, 환자는 머리가 아프다고 말한다. 이는 목 부위에서 비롯된 연관통이다. 대개 부상이나 건초염 때문일 수 있다. 환자 중에 부상이나 수술로 거동이 불편해졌다가 회복 중인 이들 중 상당수가 긴장성 두통을 호소한다. 제니퍼는 이것을, 아직까지 생체역학적인 치료법이 필요한 증상이라고 본다. 하지만 그와 동시에 예리하게 지적한다. 자세가 바뀌는 것은 사실 우리 몸이 손상된 근육의 긴장을 풀기 위해 취하는 조치이고, 이 조치가 두통을 일으키는 것이라면? 이 경우 두통이 먼저 오고 두통을 없애거나 줄이려고 하는 과정에서 자세가 무너진다. 따라서 생체역학적인 관점에서 보면 다른 몸 상태를 관찰하지 않고 자세만 고치면 긴장성 두통이 심해질 수 있다. 그래서 나는 이 세상에 물리치료사가 꼭 필요하다고 더 강하게 확신한다.

신체적 이상은 정신적 건강에 연쇄 반응을 일으키므로 절대 무시하거나 만만하게 봐서는 안 된다. 제니퍼의 환자 중에는 신체적 고통으로 인해 정신적 스트레스까지 겪는 사람이 매우 많았다. 고통스러운 생체역학적 문제로 인한 염증 반응은 처음부터 두통으로 인지되었든 인지되지 않았든, 뇌에서 부정적인 감정으로, 주로 스트레스로 해석된다. 그래서 문제가 심각해지고 긴장성 두통 발생률이 높아진다. 우리 몸이 생리적 문제를 해결하기 위해 일으키는 염증 반응과 더불어, 감정적 스트레스도 염증 반응을 일으킨다.

하루 종일 컴퓨터 앞에 구부정하게 앉아 있다가 침대에서까지 어두컴컴한 조명만 켜둔 채 계속 일을 하는 것은 바람직한 행동이 아니었다. 난방이 안 되는 바람에 몸이 동태처럼 굳어버린 것도 거대한 염증 반응으로 이어졌을 것이다. 근육이 준비되지 않은 상태로 '쏘다니면서' 얻은 많은 부상으로 염증이 이미 생겨 있기도 했겠지만 말이다. 눈 근육이 예전 같지 않아서 눈이 피로했는데, 이 역시 긴장성 두통이 원인이었다. 설상가상으로 사무실 밖에는 건물이 올라가고 있었다. 공사 소음을 무시하는 것도 쉬운 일은 아닌지라 스트레스 반응을 유발했다. 연구에 따르면, 잘 때 12데시벨 이상의 소음이 들리면 뚜렷한 생리 장애 반응이 일어난다고 한다. 나는 그보다 훨씬 큰 소음에 시달리고 있었고, 멀쩡하게 깨어 있기까지 했다! 오호통재라. 이 비통한 상황에서도 통증을 완화시킬 방법은 많았다.

우리 몸의 물귀신 작전

커피를 마시고 끼니를 거르는 건 결코 몸 상태를 최상으로 유지하는 방법이 아니다. 게다가 저녁에 허세를 부리며 와인까지 마시는 건, 몸이 스트레스 반응에 대처하고 손상된 부위를 치유하기 위해 필요한 영양소의 공급로를 끊고 탈수까지 자초하는 길이다. 물론 액체를 끊임없이 마시긴 했다. 하지만 카페인과 와인은 모두 소변을 유도하는 이뇨제다(내 불쌍한 방광). 한술 더 떠서 지난밤에는 '나를 위한 선물'이랍시고 커리를 먹었다. 그 염분과 매콤한 향신료를 소화시키느라 콩팥이 애를 먹었다. 하지만 그게 두통과 무슨 상관이란 말인가?

탈수성 두통은 내가 이번 주에 그랬던 것처럼 몸에 스트레스를 줄 때 발생하며, 긴장성 두통이 함께 오거나 긴장성 두통으로 오인되곤 한다. 우리 뇌는 수분을 많이 함유하고 있고, 콩팥은 필요한 수분을 뇌에서 끌어다 쓴다. 나는 잘못된 것을 먹고 마시느라 그 수분을 모두 잃어버려놓고 물을 더 마시지도 않았기에, 말 그대로 뇌 용량이 줄어서 뇌막이 당겨지고 그 자리에 있는 통증수용기가 활성화된 것이다. 게다가 혈액의 농도가 짙어져 영양소와 산소를 뇌로 보내줄 혈액량이 부족해졌다. 하지만 나의 용감한 혈관 확장계가 이 상황을 수습하려 나섰다(그리고 물론 혈관에서 더 많은 통증을 만들었다). 그래서 나는 멍하고, 불안하고, 짜증이 났다. 혈액이 부족해지니 심장도 조급해져서, 체내에서 순환하는 혈액량을 유지하기 위해 평소보다 빠르게 뛰어야 했다. 교감신경계가 이 모든 상황을 위협이라고 해석할 만도 했다.

이것이 스트레스 반응의 악순환이다. 신체적 문제와 정신적 문제의 크기를 가늠하기란 어렵다. 확실한 건 두통의 원인을 논할 때나 대처 방법을 논할 때나 뇌와 몸을 떼어놓고 생각할 수 없다는 것이다.

슬픈 하루

우리는 감정적으로 스트레스를 받을 때 나쁜 선택을 한다. 음식에 관해서는 특히 그렇다. 식사를 제대로 안 한 상태에서 시상하부-뇌하수체-부신 축 반응으로 코르티솔이 분비되면 살이 찐다. 마음의 안정을 찾기 위해 술을 더 마신다. 그게 꼭 틀린 선택은 아니다. 알코올이 항불안제이자 진정·수면제로 분류되기는 하니까. 하지만 알코올을 이런 식으로 섭취할 때 고려해야 할 다른 문제가 있다. 한두 잔의 술은 가바GABA(감마 아미노뷰티릭산 gamma amino butyric acid의 약자)라는 신경전달물질을 모사해서 뇌에 있는 억제성 신경세포를 활성화시키며, 이에 우리가 스스로에게 관대해지면 상황에 따라 도취감, 금단, 심지어 폭력까지 나올 수 있다. 술을 그 이상 마시면, 뇌에 있는 주요 흥분성 신경전달물질인 글루타메이트 수용기가 차단되어 불안감이 크게 줄어든다. 평소보다 뇌 활동이 대폭 줄어서 진정이 되기도 한다. 가바를 통해 억제성이 높아지고, 글루타메이트가 차단되어 자극이 줄어드는 현상은 술을 마신 뒤 우리가 느끼는 감정에 영향을 미친다. 우리는 술에 취했을 때 자제력이 약해지곤 하는데, 이는 뇌에서 판단력을 관할하는 전두엽 부위가 선택적으로 활동을 멈추고, 피질하구조가 홀로 일을 떠맡기 때문이다. 욕망처럼 좀더 원초적인 본능을 담당하는 뇌 부위가 여전히 활성화되어 있다는 뜻이다. 이 부위는 도파민 보상 체계를 통제하며, 이 보상 체계는 세로토닌(행복 호르몬)과 우리 몸에서 나오는 천연 진통제 엔도르핀 생성을 자극하기도 한다. 기분도 좋고 세상은 아름답다. 그리고 전두엽이 일을 하지 않으므로 뭐가 옳고 그른지 알려주는 이도 없다. 길을 잃어버리거나 필름이 끊길 수도 있다. 그래서 술을 마시면 술집 바깥에 있는 트럭에서 케밥을 사 먹거나, 평소 같았으면 어림도 없는 상대를 집에 데려가는 등 좋지 않은 결정을 내리곤 한다. 술에 취하면 콩깍지가 씌는 신경생물학적 이유가 여기 있다.

바쁜 하루를 와인 한 잔으로 마무리하는 건 성인으로서 누릴 수 있는 멋진 보상이지만, 머지않아 한 잔으로는 예전처럼 기분 좋은 알딸딸함을 느낄 수 없게 되고 결국 한 잔을 더 마시게 된다. 그래서 탈수가 심해지고, 뇌 안에서 화학적 충돌이 생긴다. 우리가 술을 다 마시고 외부적인 신경전달물질 수준 통제를 멈추면, 뇌는 밤사이 충분히 흥분되지 않음을 깨닫는다. 그래서 가바(억제제) 농도를 낮추고 글루타메이트(흥분 신경)를 촉진시킨다. 이렇게 되면 우리가 불안이라고 해석하는 부자연스러운 환경이 이틀 정도 지속된다. 영국 임피리얼칼리지 런던의 데이비드 너트는 숙취hangover와 불안anxiety을 합쳐 '행자이어티hangxiety'라는 용어를 만들었다. 긴장을 풀고 싶어서 마신 와인이 사실은 마음을 더 불안하게 만든다는 것이다.

무엇보다 알코올은 이뇨제로서, 밤사이 소변 배출을 억제해주는 체내 시계를 무너뜨린다. 그래서 꿀잠을 자다가도 네 시간이 지나면 일어나서 화장실에 가야 한다. 이쯤이면 슬슬 자괴감이 들기 시작하고, 이튿날을 생각하면 불안이 엄습한다. 가바-글루타메이트의 균형이 깨지기 시작하는 시점이다. 이제 잠은 달아났고, 자리에서 일어나 화장실에 가야 하고, 스트레스까지 찾아왔다. 교감신경계가 우리를 돕기 위해 발 벗고 나서면 게임은 끝난다.

이번 주에는 잠을 제대로 못 잤다. 할 일이 많으면 일찍 일어나긴 하지만, 이번 주는 평소보다 더 일찍 잠에서 깨고 다시 잠에 들지 못했다. 몸속에서는 산화질소가 흘러넘쳐 나를 더 쉬게 해주려고 노력하는 동시에 혈관을 괴롭히고 있었다. 면역체계는 염증성 물질을 분비할 것이었다. 나는 피곤했고, 무슨 일이 더 중요한지 제대로 판단하지 못한 채 같은 일에도 평소보다 오랜 시간이 걸렸다. 여기에 내가 이번 주에 했던 모든 어리석은 행동을 더한 결과, 금요일에 머리가 쿵쿵거리는 두통에 시달렸다. 긴장성 주말 두통이라는(사람마다 노동 형태가 다르다는 점을 고려하면 '주말'이 아닌 '휴일' 두통으로 명칭을 바꿔야 한다) 이 고통은 몸과 뇌가 기준선 수준으로 조정되어서 기능을 정비하고 회복할 때 찾아온다. 뇌혈관계에서 피할 수 없이 발생하는 염증 반응과 혈관 확장 역시 자유 시간을 괴롭히는 이 잔인한 두통에 일조한다.

스트레스 억제하기

긴장성 두통의 신체적 원인 중에는 쉽게 대처할 수 있는 것들도 있다. 자세를 올바르게 잡아주는 의자를 장만하고 더 좋은 안약을 처방받으면 삶이 달라질 수 있다! 하지만 경추 부위의 관절염 증상에는 대처하기가 더욱 힘들다. 면역체계가 척추뼈들 사이에 있는 관절의 결합 조직을 활성화시켜 연골의 완충 기능을 저해하고 염증과 통증을 일으키기 때문이다.

뇌가 스트레스라고 해석하는 신체적 증상들이 물밀듯이 이어지게 만드는 심리적 원인이 무엇인지는 명확하게 밝혀지지 않았다. 우리는 신체적 건강과 머리로 인지하는 스트레스 수준을 잘 연결짓지 않는다. 내가 대화를 나눠본 긴장성 두통 환자들은 눈이 침침해지는 두통이 오고 나서야 자신이 '지나친 압박'을 받고 있었음을 깨달았다고 했다. 그럴 땐 언제나 점들을 연결해보는 것이 좋다. 걱정되는 일이 있었거나 할 일이 너무 많았다. 일은 전부 해냈지만 안 좋은 음식을 먹고 잠을 완전히 설쳤으며, 물을 제대로 마시지도 않았고 운동도 안 했다. 뇌는 이 신호들을 위협이라고 해석해서 스트레스 반응을 늘린다.

이 중 어느 지점에서 두통을 피할 수 있었을까? 내가 일을 하면서 만난 사람들은 대부분 '밥을 잘 챙겨 먹고 물을 많이 마셔야 했다'거나 '운동을 했어야 했다'고 말한다. 사실상 피할 수 없을 것 같은 스트레스에 대처하는 능력을 최적화하는 것이다. 어느 정도는 맞는 말이다. 일을 하다 보면 시간이 점점 없다. 모두가 일을 좋아하는 건 아니다. 일과 중에 도파민과 세로토닌을 분비해서 스트레스에 대응하지 못한다는 뜻이다. 일을 마치고 오면 육아나 집안일을 하느라 지치고, 만만한 대상에게 화풀이를 하고 죄책감을 느낀다. 이 점에 대해서는 옥시토신에게 감사해야 한다. 연인, 부모와 자식 사이의 유대감을 높여주는 이 호르몬은, 연인이나 자식으로부터 멀리 떨어져 있을 때 우리를 불안하게 만든다. 우리는 시간이 흐르면서 이 불안에 대처하는 법을 배운다. 아무리 사랑이 샘솟는 사람이라도, 새로운 관계에서 이런 불안이 오래가지는 않는다는 것을 인정할 것이다. 하지만 자녀에 대해서는 그 불안이 훨씬 오래 지속된다.

자장자장, 우리 아가

나는 오랫동안 두통, 통증, 약물에 대해 가르치면서 학생들에게 왜 스트레스의 원인으로부터 잠시 벗어나 휴식을 취하지 않는지 물었다. 이런 질문을 할 땐 단어를 신중하게 선택해야 한다. 이미 초조해하고 있는 사람에게 '진정해'라고 하는 건 현명하지 못하다는 걸 오래전에 배웠기 때문이다. 이런 말을 했을 때의 결과를 설명하는 과학 논문은 없지만, 경험상 주먹이 날아올 듯한 운동 반응이 나왔다. 자발적으로 불안해하는 사람은 없다. 그러니 이미 불안해하는 사람에게 긴장을 풀라고 하는 것은 아무 의미 없다. 하지만 간단한 신체 활동을 통해 스트레스 상황에 대처하는 투쟁-도피 반응이나 HPA 축을 완화시키는 건 어떨까? 어떤 방법이 있을까? '이것'이 예방의 핵심이다.

의식적인 뇌가 무의식적인 과정을 다시 통제할 수 있게 만드는 것이 요령이다. 물론 어려운 일이고, 자기인식과 연습이 필요하다. 하지만 이 방법을 익히면 세상 최고의 선물이 두 개나 생긴다. 첫 번째는 꼭 필요할 때 인지적 각성을 할 수 있게 되고, 아드레날린과 코르티솔이 분비되어 힘을 더해준다는 것이다. 두 번째는 이런 통제력을 손에 넣으면 사소한 문제들이 몸에 커다란 스트레스 반응을 자아내서 두통을 일으키지 않는다는 것이다. 스스로 원하는 것만 선택해서 걱정하고, 걱정할 수밖에 없는 것이 무엇인지 알 수 있다.

임상심리사들은 이를 '회복력'이라고 부른다. 위기 상황에 대응하거나 위기가 있기 전 상황으로 신속하게 돌아가는 능력이다. 반 발짝 뒤로 물러나서, 지금 당신이 처한 상황이 정말 위기가 맞는지 묻고 싶다. 스트레스 반응을 일으키지만 우리 힘으로 어떻게 할 수 없는 사건들도 분명 있다. 사랑하는 이가 아프거나 세상을 떠났을 때의 슬픔, 학교에 간 아이가 늦게까지 돌아오지 않을 때의 걱정, 기후변화 등이다. 이런 위기에는 생리적 반응으로 대응할 수밖에 없다. 하지만 이런 위기들에 비하면 별것도 아니고, 인생의 통과의례 같은 일들도 있다. 나는 교단에 서다 보니 정서 발달이 지적 발달만큼 중요하다는 것, 또는 그 둘이 연계되어 있다는 것이 아주 확실하게 보인다. 그래서 다섯 가지 규칙을 구상했다.

회복력 오계명

1. 사소한 일에 불안해하지 말자.
2. 직접 통제할 수 없는 상황이라면 걱정도 하지 말자. 걱정한다고 달라지지 않는다.
3. 다음 단계에 대해서만 생각하자. 다음 단계의 결과에 따른 결과가 어떻게 될지 수만 가지 가정은 그만.
4. 우선순위를 정하자. 가족이 먼저다.
5. 일주일 뒤에 이 일을 돌이켜본다고 상상해보자. 뭘 그리 호들갑을 떨었는지 기억이나 할까? 길게 내다보자.

이 기본 규칙을 잘 지키면 스스로 스트레스에 어느 정도로 반응해야 하는지 측정해볼 수 있다. 그리고 연습을 거치면 제법 몸에 배어 마음이 차분해지고, 상황에 무작정 뛰어들었을 때보다 여유가 생길 것이다. 이 다섯 가지 규칙은 대부분의 상황에서 통하지만, 자신이 통제할 수 없는 것(사랑하는 이의 건강 등)에 대해 걱정하고 있음을 인지하기만 해도 나머지 방법들을 통해 스트레스 반응의 정도를 조절할 수 있다.

약 복용법

약을 먹는 방법도 있다. 베타 차단제는 교감신경계의 활동을 줄이고, 몸이 스트레스 반응에 착수하지 못하게 막아서 기분을 진정시킨다.[2] 뇌 속 신경전달물질의 수준을 바꿔주는 항불안제는 치료에 널리 쓰인다. 뇌에서 가바 분비를 늘리거나 글루타메이트 활동량을 줄여주는 약을 복용하면 마음이 차분해지지만, 내성이 생길수록 더 많은 양을 먹어야 같은 효과가 난다는 문제가 있다.

이런 약들은 스트레스의 감정적 원인을 다스릴 때는 도움이 될지 몰라도, 스트레스를 아예 날려버리지는 못한다. 지속적으로 효과를 보려면, 뇌 속 화학적 균형이 자연스럽게 유지되는 방향으로 우리 행동을 바꿔야 한다. 르포 전문기자인 요한 하리는 저서 『물어봐줘서 고마워요』에서 이 점을 잘 설명한다. 회복을 위한 행동을 통해 과거의 트라우마를 다스리는 것부터 사회적 상호작용까지, 모든 것이 장기적으로 뇌를 재정립하는 방식으로 사용될 수 있다. '스트레스의 감정적 원인'에 대처하고 반응하는 법을 배우는 게 핵심이다. 이는 행동을 통해 이루어져야 한다. 약은 이 학습을 통해 감정적 구덩이에서 빠져나올 수 있게 손을 내밀어줄 수는 있어도, 그 자체가 장기적인 해결책은 될 수 없다.

명상

의학적인 방식은 아니지만 신경과학자들이 흥미롭게 보는 것으로 명상이 있다. 호흡에 집중하는 기술을 사용하면 신진대사가 느껴진다. 기억하자. 교감신경계가 활발하게 움직이면 평소보다 호흡이 가빠진다. 의식적으로 호흡 속도를 늦추면 뇌가 위협을 인지하는 정도가 약해지며, 특히 혈관 확장이 통증을 유발하는 뇌에 대한 염증 반응이 줄어든다.

명상은 신경전달물질의 수치를 바꾸는 것은 물론 시간이 길어지면 뇌가 연결되는 방식까지 바꾼다. 앞서 전두엽이 뇌에서 판단을 내리고 상황을 이성적으로 바라보게 해주는 부위라고 배웠다. 전두엽에는 모든 상황이 자신과 어떤 관련이 있는지 생각하게 하는 부위도 함께 있다. 감정에 관여하는 또는 대뇌변연계의 일부로서, 뇌 안쪽 깊은 곳에 자리한 뇌섬엽은 우리의 감정적 반응, 자기 인식, 몸 상태 통제에 아주 중요한 역할을 한다. 이미 살펴본 편도체 역시 우리가 어떤 상황에서 보이는 첫 반응에 중요하게 작용한다. 보통 중앙 전두엽이 뇌섬엽, 편도체와 광범위하게 교신한다. 자극(심장박동수 같은 내부 자극 혹은 곰이나 죽음이 다가오는 것 등의 자극)이 우리에게 특정한 영향을 미치기 때문이다.

하버드의과대학교의 세라 라사르는 오랫동안 명상을 한 사람들의 뇌를 스캔한 결과, 명상을 하면 측전두엽(전두엽 중 측면 부위)이 중앙 전두엽을 통제하는 힘이 강해진다는 사실을 발견했다. 측전두엽은 지금 일어나는 상황의 맥락을 파악하게 해준다. 명상을 오래 하면 우리 몸 안팎에서 벌어지는 일을 더 객관적으로 바라볼 수 있게 된다. 전두엽은 우리가 험한 말을 내뱉고 싶을 때 입술을 꽉 깨물고 참을 수 있도록 돕는다. 이 경우 측전두엽은 감정 반응을 다독여서 교감신경계와 HPA가 상황을 악화시키지 않게 막아주는 것이다. 여러 부위를 잇는 통로를 강화하면 타인에게 공감하는 능력과 사회성까지 향상된다. 세라는 명상을 꾸준히 하는 사람들의 편도체(위협에 반응해서 활성화되는 영역) 활동이 더 적다는 사실을 발견했다. 이제 이 분야의 연구도 20년쯤 지속되어 요가와 만트라 명상 등 다양한 명상 기술에 어떤 차이가 있는지, 효과가 얼마나 오래 지속되는지 알아보는 단계로 넘어갔다. 한 가지는 확실하다. 명상을 하는 50세는 25세와 회백질 부피가 같다는 것. 명상이 신경 보호 작용을 한다는 뜻인데, 그 원리를 알면 이유도 이해할 수 있을 것이다.

신체 훈련

즉각 행복을 느낄 수 있는 무언가와 연계된 신체 활동을 통해 스트레스 반응을 저지할 수도 있다. 불안함 대신 차분한 기분을 심어주는 것이다. 심리학에서 '고전적 조건 형성'이라고 부르는 이 방법은 파블로프의 개 실험을 통해 입증되었다. 파블로프는 개들에게 밥을 줄 때마다 종을 울렸다. 지속적으로 훈련을 하자 개들은 종이 울릴 때마다 침을 흘렸다. 원래는 중립적인 자극이었던 종소리가 침을 흘리게 하는 조건 자극이 된 것이다. 스트레스를 받는 상황에서 종소리에 반응해 침을 흘리는 것은 썩 좋지 않을 것이므로, 각자 연관지을 행동을 정하면 된다. 코를 만지거나 귓불을 잡아당기는 등의 신체 활동을 행복감과 연관시키도록 훈련하면, 나중에는 이 행복감을 유도해서 스트레스를 완화할 수 있다. 행복한 기분이 들 때마다 귓불을 잡아당겨보자. 몇 주 동안 이 훈련을 한 다음, 불안한 생각이 들거나 스트레스를 받을 때 귓불을 잡아당기면 된다.

그러면 우리가 행복할 때 촉발되는 신경전달물질이 분비되며, 이 도파민과 세로토닌 덕분에 우리에게 닥친 상황에 더 차분하게 대처할 여력이 생긴다.

악화일로: 긴장성 두통 대처법

긴장성 두통이 있을 땐 그로 인한 악순환을 어떻게든 끊어내야 한다. 방법은 다양하다. 마사지, 찜질, 스트레칭(수축된 근육을 늘려준다) 등을 통해 몸의 긴장을 풀어주면 근육계에서 나오는 통증 신호가 줄어들어 머릿속 혈관 확장도 저지된다.

일반의약품으로는 이부프로펜, 아세트아미노펜, 아스피린이 있다. 모두 염증을 줄여주는데, 그중에서도 이부프로펜이 가장 강력하다. 다만 앞서 설명했듯 이부프로펜을 복용하면 위가 과민해질 수 있고, 천식 환자라면 숨쉴 때 색색거리는 소리가 날 수 있다. 아스피린도 위벽에 안 좋을 수 있으므로 위장 기관을 생각하면 아세트아미노펜이 가장 낫다. 이런 진통제는 대부분 카페인을 함유한 알약 형태로, 혈관을 수축시키며 약이 위장 기관을 통과할 수 있게 도와준다. 하지만 물과 함께 약을 먹은 다음에 커피를 마시는 건 괜찮다. 그다음에 물을 더 많이 마셔서 커피의 탈수 효과를 상쇄시키기만 하면 된다!

약에 취한다?

카페인 금단 현상으로 인한 두통도 골치다. 커피를 많이 마시는 사람에게는 특히 심각한 문제다. 내가 가르친 학생 중 한 명은 아침에 일어나서 30분 내에 커피를 마시지 않으면 머리가 아프다고 했다. 하루에 커피를 몇 잔이나 마시냐고 물었더니, 무려 사발만 한 머그잔으로 13잔을 마신다는 것이었다! 이 학생이 늘 두통에 시달리는 건 혈관이 수축돼 있는 상태에 익숙해진 탓이다. 외부 요인에 따른 수축이 풀리면 혈관이 확장되어 경고성 통증 신호를 보낸다. 이 통증이 견디기 힘들 정도로 고통스러웠기에 그는 커피를 그렇게나 많이 마셔야 했다. 이런 금단 현상은 중독의 큰 원인이다. 그 역시 자신이 카페인 중독이라는 사실을 순순히 인정했다.

파라세타몰: 통증 안녕, 공감 능력도 안녕!

파라세타몰에 대한 아주 흥미로운 사실이 있다. 다른 일반의약품 진통제에도 해당되는 사실이다. 미국 오하이오대학교의 도미닉 미초코우스키는 파라세타몰을 복용한 사람이 '타인의 고통에 덜 공감한다'는 사실을 발견했다. 이건 대수롭지 않게 넘길 일이 아니다. 공감은 우리가 타인을 상대하는 방식에 지대한 영향을 미치므로, 파라세타몰이 이 능력을 조종하는 것은 임상 실험에서 흔히 관찰하는 신체적 부작용과 반대되는 사회적 부작용이라고 볼 수 있다. 도미닉은 파라세타몰의 작용으로 통증을 인지하는 정도가 줄어들면 타인의 고통을 인정하는 정도도 줄어드는 것으로 미루어볼 때, 뇌에서 이 두 가지 인지 작용이 같은 방식으로 이루어지며 이것이 공감의 기반일 것이라고 보았다. 두정엽과 더불어 방금 설명한 전두부와 변연계의 감각 영역이 관여해서, 통증을 느끼는 감각 요소(어떤 '느낌'이시죠?)가 있다는 건 이미 알고 있다. 하지만 '불확대'라는 영역을 포함한 피질 하부 쪽의 통로 역시 통증 경험에 아주 중요한 영향을 미친다. 나에게 간지러운 정도의 자극이 타인에게는 극심한 고통일 수 있다. 불확대 영역의 활동은 한 사람의 엔도르핀(천연 진통제) 순환 정도는 물론, 그 사람의 경험, 훈육, 교육 상태, 사회적 위치, 식습관, 인간관계 등 많은 요인에 따라 조절된다. 도미닉은 연구를 계속한 결과, 파라세타몰을 복용하자마자 행복한 이야기를 들으면 평소만큼 기쁨(긍정적 공감)을 느끼지 못하고 둔감해지는 현상이 나타난다는 것을 발견했다. 따라서 행복을 느끼는 것은 타인의 감정 상태를 감지하는 능력과 같은 방식으로 작동하는지도 모른다.

이 현상들을 사실로 확정하려면 갈 길이 멀고, 이 실험에서는 애초에 두통이 없던 사람들이 파라세타몰을 복용했음을 기억해야 한다. 두통이 있다면 다른 효과가 나타날 수도 있다. 파라세타몰은 1878년에 미국인 약사 하먼 노스럽 모스가 개발하고 1893년에 독일인 요제프 폰 메링이 가장 먼저 임상적으로 사용했음에도 여전히 수수께끼 같은 구석이 있다. 이 약이 효과를 내는 원리가 아직도 완전히 밝혀지지 않은 것이다. 우리가 아는 건 부상을 입으면 파라세타몰이 소염 작용을 해서 프로스타글란딘 분비를 차단시키고, 그러면 염증 효과를 유발하는 손상 세포 조직이 치유되기 시작한다는 것 정도다. 이 염증 효과를 멈추면 그 부위의 통증 신호 생성이 사실상 중단된다. 하지만 어떤 사람들에게는 파라세타몰이 중추 신경계에까지 작용해서 하행로라고도 하는, 뇌에서 몸으로 향하는 세로토닌 경로를 활성화시킨다. 그러면 척수에 있는 상행 통증 신호(몸에서 뇌로 올라오는 신호)가 차단된다. 세로토닌 수용기를 차단하면 파라세타몰의 진통 효과가 사라진다는 것이 그 근거다. 이 특성을 알아두면 여러모로 유용하다. 특히 구토를 진정시키는 진토제에는 세로토닌 수용기를 차단하는 성분이 많이 들어 있는데, 수술 후에는 진토제와 파라세타몰을 함께 처방하는 경우가 많다. 즉 두 가지 약을 함께 복용하면 파라세타몰이 작용하는 세로토닌 경로 중 하나가 차단되는 것이다. 어쩌라는 건지. 우리가 왜 이러한 원리를 이해해야 하는지를 잘 보여주는 대목이다.

파라세타몰은 천연 엔도르핀이 활발하게 작용해서 시냅스 틈새(신경세포들 사이의 간극)에 더 오래 머물게 한다. 개개인의 엔도르핀 수준에 따라 다를 수는 있으나 파라세타몰 사용자 보고서에서 진통 효과와 별개로 긴장 완화 효과, 나아가 행복감이 언급되는 이유가 여기에 있는지도 모른다. 마지막으로 살펴볼 만한 것은, 파라세타몰이 우리의 오랜 친구 산화질소도 차단하는 것으로 추정된다는 것이다. 산화질소 생성을 막아주는 산화질소 합성효소 억제제는 20년 동안 긴장성 두통 치료제로 제시되어왔다. 개발이 더디긴 하지만, 산화질소가 우리 몸에 미치는 여러 영향을 고려할 때 이 물질을 약물을 통해 차단하면 많은 부작용이 생길 것이다. 그리고 이미 파라세타몰이 산화질소를 차단해주고 있을지도 모르는 일이다!

몰입 요법

이도 저도 안 되면 가만히 앉아서 영화나 보자. 영화는 보약이다. 농담이 아니다. 통증에 대한 신경을 끄고 두통, 애초에 그 두통을 일으킨 주범에 대한 관심을 다른 곳으로 돌리면 곧 살 만해질 것이다. 웃긴 걸 보자. 웃으면 세로토닌이 금세 분비되어 기분이 좋아지고 통증 신호가 차단된다. 물을 마시고, 자세를 바로 잡고(누군가가 안아주고 있을 땐 예외다. 그렇게 안전한 옥시토신은 절대 마다하지 않아야 한다는 것이 나의 신조다), 안경을 끼자. 초콜릿을 몇 조각만 먹어도 세로토닌이 솟구친다. 전부 효과적인 요법이다. 이제 나도 그렇게 하러 가련다.

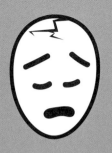

5장

군발 두통의 불협화음

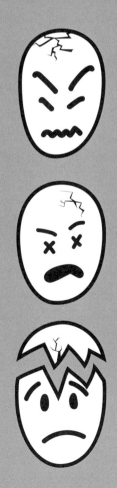

내가 군발 두통을 처음 경험한 건 스물 다섯 살 무렵, 영국 옥스퍼드대학교에서 일하던 때였다. 점심을 먹고 연구실로 돌아가려 엘리베이터를 탔는데 문이 닫히는 찰나 학생 한 명이 눈에 들어왔다. 그는 식탁 의자에 구부정하게 앉은 채 '석면 고형화 작업 중' 경고문이 붙은 벽에 머리를 마구 내리치고 있었다. 나중에 알게 된 그의 이름은 레이철이었다. 나는 열림 버튼을 누르고 엘리베이터에서 내려 조심스럽게 다가갔다. 화가 나는 일이 있어서 혼자 있고 싶은 걸 수도 있지만, 레이철의 행동이 어딘가 심상치 않아 보였다. 그저 혼자 있고 싶은 거라면 그냥 가달라고 할 테니, 일단 다가가보는 편이 나았다.

나는 이마를 식탁에 대고 엎드려 있는 레이철의 옆자리에 가서 앉았다. 머리가 산발이 되어 얼굴이 보이지 않는 그의 어깨에 살며시 손을 올려봤더니, 내 손길이 아프기라도 한 듯 끙끙거렸다. 레이철은 마침내 고개를 들더니 머리를 흔들었다. 단단히 화가 난 게 분명했다. 그런데 자세히 살펴보니 왼쪽 눈이 처져 있었다. 눈물이 그렁그렁하고 잔뜩 충혈된 채였다. 얼굴이 벌겋게 달아올랐고 코는 꽉 막혀 있었다. 나와 눈이 마주친 레이철은 잔뜩 겁에 질려 있었다. 누군가에게 공격을 당했거나 얼굴을 세게 맞았거나 계단에서 굴러떨어진 게 아닐까 싶었다. 하지만 모두 정답이 아니었다. "머리가 너무 아파요. 터져버릴 것 같아요. 이렇게 아픈 적은 처음이에요. 저 어쩌면 좋죠?" 레이철은 정말로 머리가 터지지 못하게 막으려는 듯 왼쪽 두개골을 움켜쥐며 기어들어가는 소리로 말했다. 이게 바로 군발 두통이다.

군발 두통이란?

내가 연구실에서 레이철을 마주친 그 당시에는 군발 두통이라는 질환이 막연하고 제대로 알려지지 않은 때였다(20년 전 일이다).[1] 군발 두통을 가리키는 용어가 몇 가지 있는데, 그중 내가 가장 좋아하는 명칭은 '빙bing의 홍색안면통'이다. 내 귀에는 마치 SF 용어처럼 들리지만, 이 명칭에 자신의 이름을 내어준 당사자 파울 로베르트 빙도 그렇게 생각할지는 모르겠다. 그는 1900년대 초에 신경학자로 활동한 독일계 스위스인이다. 홍색안면통이란 그야말로 안면(얼굴)이 홍색(빨간색)이 되는 통증이다. 그러다가 1926년, 영국 런던에서 활동한 신경학자 윌프리드 해리스는 이 질환에 '편두통성 신경통'이라는 이름을 붙여서 편두통과 더 헷갈리게 만들었다. 이후 1939년에는 두통 발병 원인을 설명한 바야드 테일러 호턴의 이름을 딴 '호턴의 두통'이라는 명칭이 등장했다. 생각만 해도 기분이 나빠지는 통증에 자신의 이름을 붙이려는 사람이 있다는 사실이 놀랍지만 본인이 만족스럽다면 뭐, 그걸로 됐다.[2]

군발 두통을 가장 해부학적으로 설명하는 명칭은 접형구개 신경통(접형구개는 삼차신경과 연결된 신경세포들)이지만 너무 지엽적인 부위를 가리켜서 감이 오지 않았다. 그러다가 1953년 에드워드 찰스 쿤클이 '군발 두통'이라는 명칭을 고안했다. 하루 중에, 그리고 연중 특정 기간에 시간이 흐르면서 통증이 군발적으로 뭉쳐서 나타나기 때문이다. 나는 이 용어를 사용한다. 1974년에는 노르웨이의 신경학자 오타르 샤스테드가 '군발 클럽Cluster Club '[3]을 결성했다. 학자와 임상 연구원들이 모인 단체인데, 이를 통해 1960년부터 유럽과 미국에서 학회와 단체가 번성하면서 확실히 두통에 대한 관심이 고조되었음을 알 수 있다. 오타르는 1983년에 국제두통학회를 통해 전 세계 두통 연구자를 단결시키기 위해 정치 폭풍을 뚫고 나갔다.

군발 두통에 대한 이해는 해를 거듭하며 급진적으로 변화해왔다. 이제 두통의 원인을 파악할 때 여러 요인을 고려한다. 호턴이 활동하던 1930년대와 1940년대에는 히스타민이 범인으로 지목됐다. 군발 두통이 주로 봄에 시작되고 이에 따라 나타나는 특유의 증상 때문이었다. 하지만 시간이 흐르면서 유전적 기형, 자율신경계 활성화, 시상하부 기능을 비롯한 여러 요인을 복합적으로 바라보게 되었다. 생활 습관도 관련 있다. 주 원인은 흡연이지만 술도 문제다. 그러면 먼저 군발 두통이 어떻게 출몰하고, 어떤 증상을 보이는지부터 알아보자. 그러면 각각의 원인이 어떤 결과를 불러오며 우리는 이에 어떻게 대처할 수 있는지 판단해볼 수 있을 것이다.

군발 두통은 어떻게 생겼을까

군발 두통으로 분류되기 위해서는 두통 중에서도 특정 증상이 나타나야 한다. 내가 옥스퍼드대학교에서 만났던 레이철은 전형적인 군발 두통 증상을 보였다. 보통 군발 두통이 여성보다 남성에게 4배 더 많이 발생한다는 점을 제외하면 그렇다. 눈이 충혈되고 눈물이 나고, 콧물이 흐르고 코가 막히며, 눈꺼풀이 붓고 처지고, 동공이 수축되고 얼굴에서 식은땀이 흐른다. 이와 더불어 가만히 있지 못하고 머리를 흔들거나 왔다갔다한다. 누군가가 눈알을 쑤셔 넣거나 뽑아내려고 하는 것처럼, 한쪽 눈에서 관자놀이 쪽으로 이어지는 극심한 통증을 호소한다. 눈은 한쪽만 아프지만, 한번 발작이 일어나면 양쪽이 번갈아 가며 아프다고 알려져 있다. 물론 군발 두통이라는 이름을 생각해볼 때, 편두통과의 가장 큰 차이점은 두통이 생기는 원인과 빈도다. 하루걸러 하루씩, 하루에 최고 여덟 번 발작이 일어나고, 앞서 설명한 증상들을 동반한 발작이 다섯 번 이상 있어야 군발 두통이라고 진단을 내린다.

이 증상들은 1998년부터 군발 두통으로 규정되었다. 국제두통질환분류International Classification of Headache Disorders(ICHD-I)에서 이 증상이 질환이라고 인정된 것이 그 시작이다. 그 후로 두 차례의 ICHD가 있었고, 가장 최근 발표된 ICHD-III을 통해 2018년 삽화(7일~1년 동안 군발기가 두 차례 이상 있고, 그사이에 통증이 없는 기간이 한 달 이상 지속되는 경우) 및 만성(잠잠한 기간 없이 통증이 이어지거나, 통증이 없는 기간이 한 달 이하인 상황이 1년 이상 지속되는 경우)이라는 두 가지 군발 두통을 인정했다. 그렇다면 우리 몸에서 무슨 일이 일어나길래 이런 통증이 찾아오는 걸까?

군발 두통의 원인

첫 번째 실마리는 유전자에 있다. 유전자의 작용으로 단백질이 생성되는데, 단백질은 우리 몸의 외형과 신체 기능을 형성하는 구성 요소다. 유전자를 의심하는 이유는 군발 두통 환자의 5~10퍼센트가 군발 두통 가족력이 있기 때문이다. 여기에는 많은 유전자가 관여한다.

생물학적 배경지식을 간단하게 짚고 넘어가자. 세포 하나에는 염색체가 46개씩(23쌍) 있지만, 생식세포(여성의 난자와 남성의 정자)에는 쌍 없는 염색체만 23개씩 있다. 남성과 여성의 생식세포가 결합되면 이 염색체들이 23개의 쌍으로 결합되며(총 46개), 그 결과 어머니의 염색체 반, 아버지의 염색체 반을 가진 자식이 태어나는 것이다. 염색체 중 22쌍은 상염색체(비성염색체)이고, 나머지 한 쌍이 바로 성염색체다. 유전적으로 여성은 X자 모양 염색체를 두 개 가지고 있고, 남성은 X자 모양 하나, Y자 모양 하나를 가지고 있다. 그리고 군발 두통의 경우, 유전적 기형이 그 밖의 형질들과 함께 전달되기도 한다(형질에 대해서는 7장 192~197쪽 참조).

그런데 우성인 형질들이 있다. 한쪽 부모에게만 있어도 자녀에게서 발현되는 유전자를 우성, 양쪽 부모가 모두 가지고 있어야 자녀에게 발현되는 유전자를 열성이라고 한다.

염색체에 들어 있는 10만 개의 유전자에 새겨진 형질들이 모여서 지금의 우리를 만들어주지만, 그 외에 다른 요인들도 있다. 가장 큰 요인은 후성 유전자라고 알려진, DNA 서열에 영향을 미치지 않으면서 유전자의 활성화 여부에 영향을 미치는 요인이다. 유전자를 복제하더라도 생김새가 완벽하게 똑같고 유전적으로 일치하는 생물이 좀처럼 나오지 않는 이유다. 그래서 그 많은 B급 영화가 말도 안 되는 이야기라고 하는 것이다. 나는 복제 인간이 나오는 영화를 볼 때마다 화면을 향해 팝콘을 던져버린다. 태아기와 출생 후 환경, 심지어는 자녀 양육 방식에 따라서도 유전자 발현을 통한 단백질 생성 방식이 달라진다. 염색체의 DNA 구조가 바뀌지 않는데도 말이다. 다시 말해, 유전자와 외부 환경이 매일 긴밀하게 상호작용하는 과정에서 나라는 사람과 내 행동이 완성된다. 영국 케임브리지대학교의 동물학자 패트릭 베이트슨은 이 특성을 멋지게 설명했다. 우리는 모두 무한한 발육 가능성을 품고 삶을 시작한다. 우리에게는 끝도 없이 다양한 발육의 노래를 부를 역량이 있다. 패트릭은 이것을 '발육 노래방'이라고 부른다. 여기에서 막강한 선곡 권한을 쥔 것은 환경이다. 그렇다고 유전자의 역할이 없진 않다. 애초에 발육 노래방에 등록할 노래들을 정하는 것은 유전자의 몫이고, 환경은 이렇게 엄선된 노래방에서 원하는 노래를 고른다. 이제 나머지를 책임지는 것은 후성 유전자다.

따라서 유전적 원인에 대해 좁은 시야를 가져서는 절대 안 된다. 그렇다. 기형은 특정 형질이나 장애가 있는 성향을 나타낼 수 있지만, 그런 형질이 어떤 상황에서 발현되는지, 우리가 환경이나 행동을 통해 발현을 멈출 방법이 있는지도 생각해봐야 한다. 군발 두통에 가장 많이 개입하는 것으로 보이는 유전자는 오렉신 (히포크레틴이라고도 한다)이라는 물질을 위한 수용기를 생성하는 HCRTR2라는 종류다. 이 유전자가 있으면 오렉신이 뇌 활동에 영향을 미칠 기회가 많아진다. 또한 상염색체성 우성 유전자이며 (성염색체에 들어 있지 않고, 양쪽 부모 중 한 명에게만 있어도 물려받을 수 있다는 뜻이다), 다형성이라서 여러 방식으로 변이될 수 있다. 그중에는 수용기의 수용 정도나 수용기가 받아들이는 물질을 바꿈으로써 수용기의 작동 방식을 좌우하는 변이도 있다. 아직 과학적으로 모호한 부분이 있고 HCRTR2만으로 원인을 한정할 수는 없지만, 우선 이 유전자를 좀더 자세히 살펴보자.

오렉신 유전자는 주로 시상하부에서 활동하면서, 섭취 행위를 조절하는 것과 더불어 수면-기상 조절, 교배 행위, 양육 행위 등 많은 일을 돕는다.[4] 오렉신은 일정 기간 음식을 섭취하지 않았을 때 집중적으로 분비되지만, 특정 음식에 대한 입맛을 자극하기 위해 반응하기도 한다. 레스토랑에서 맛있게 식사를 마쳤는데 직원이 디저트 메뉴를 가져다줬다고 해보자. 서빙 일이 얼마나 힘든지 생각하면 메뉴를 안 보고 지나치는 건 정말 무례한 행동이다. 메뉴를 훑어보니 마다가스카르 바닐라 아이스크림을 올린 초콜릿 퍼지 케이크가 보인다. 오렉신에는 시상하부로 가던 포만감 신호를 중단시키는 힘이 있다. 그래서 '밥 배'와 '디저트 배'가 따로 있다고 하는 것이다.

오렉신은 음식이 아니더라도 알코올, 니코틴, 코카인 같은 마약 물질에 대한 보상 체계에도 커다란 역할을 한다. 미국 필라델피아 드렉설대학교의 제시카 바슨과 뉴욕 록펠러대학교의 세라 레이보위츠는 어린 시절 문제의 물질에 노출되면 오렉신이 생성되기 시작한다는 점에서, 환경이 유전자 발현에 영향을 미친다고 믿었다. 그리고 보면 군발 두통 환자들의 흡연율이 남성은 90퍼센트, 여성은 70퍼센트로 나머지 인구 집단에서보다 훨씬 높은 것도 놀랍지 않다. 어린 시절의 간접흡연도 군발 두통과 연관성이 있다. 하지만 니코틴이 군발 두통의 '원인'인 것은 아니고, 그저 HCRTR2 수용기가 오렉신에 더 민감하게 반응하는 것으로 인한 상관관계에 불과할 수도 있다. 흡연자들에 의해 이런 생각이 증명되는 듯도 하다. 이탈리아 모데나대학교의 안나 페라리와 동료들은, 흡연자들이 더 심한 군발 두통에 시달리는 건 사실이나 담배를 끊는다고 두통이 예방되지는 않는다고 인정한다.

또한 군발 두통 환자와 의료진은 알코올이 군발 두통을 유발한다고 믿는다. 초기 연구는 군발 두통 환자들이 애연가이자 애주가일 가능성이 높다고 제시한다. 하지만 알코올이 군발 두통을 유발한다고 보는 대신, 오렉신 유전자의 비정상적 작용 때문에 니코틴이나 알코올에 중독되기 쉬워질 뿐 실제로 군발 두통을 일으키는 건 니코틴이나 알코올이 아닌 오렉신 자체라고 볼 수도 있다.

담배와 술은 어떤 두통에나 부정적인 영향을 끼치지만, 군발 두통에는 유독 해로울 수 있다. 궐련과 전자담배[5]에 함유된 정신 활성 약물인 니코틴은 뇌혈관계에 있는 혈관을 수축시킨다. 그러면 혈압이 올라가서 심장이 더 세게 뛴다. 오랜 기간 담배를 피우면 혈중 일산화탄소 농도가 높아지는데, 세계에서 가장 공장이 많은 도시에 사는 사람들의 정도를 넘어서는 수준이다. 이러한 두 가지 요인으로 뇌에 산소가 부족해진 결과 편두통이 올 수 있으며, 부비동 두통이나 긴장성 두통의 경우 반동에 따른 혈관 확장으로 통증이 생긴다.

절망 속 빛줄기

몸과 뇌가 빛에 반응하는 방식에서도 실마리를 찾을 수 있다. 자연적인 생체리듬은 사실 하루 26시간을 기준으로 한다. 하지만 이것은 햇빛이 전혀 없는 벙커에서 살 때나 가능한 일이다. 누가 그렇게 살고 싶어하겠는가? 빛은 망막의 비영상 형성 세포들을 통해 작용한다. 이 세포는 시상하부(호르몬계 중추)에 사는 시교차 상핵으로 신호를 보내서 24시간 주기와 동조된다. 이 주기는 지구에 존재하는 낮과 밤의 길이와 얼추 비슷하다. 그래서 빛의 유무에 따라 이 주기가 좌우된다는 의미로 '차이트게버Zeit-geber'라는 용어도 있다. 독일어로 '시간Zeit'과 '주는 사람geber'을 합친 말이다. 시교차 상핵은 단순한 시계 역할을 넘어, 몸속에서 일어나는 다른 여러 생체리듬을 주도한다. 가장 대표적인 생체리듬 중 하나가 수면-기상 주기다. 빛이 어두워지면 솔방울샘에서 세로토닌 대신 멜라토닌이 분비되어 혈류를 타고 흐르기 시작한다. 이것이 뇌 속 억제 기전에 작용해서 잠을 부른다. 빛이 밝아지면 세로토닌이 멜라토닌으로 바뀌지 않아서 각성 상태가 지속된다.

빛이 줄어드는 겨울, 특히 위도가 높은 지역에서 멜라토닌이 더 많이 분비되는 경향이 있다. 이것은 진화적 기제다. 겨울은 겨울잠을 자며 자원을 보호하는 계절이다. 하지만 현대인에게는 이런 생활 방식이 비생산적이기 때문에 멜라토닌 분비량이 늘어 세로토닌(행복 호르몬) 농도가 낮아지면 계절성 우울증이 생길 수 있다. 따라서 어두운 계절일수록 계절성 우울증이 발생할 확률이 높다고 합리적으로 추측할 수 있지만, 늘 그런 건 아니다. 핀란드의 계절성 우울증 유병률은 9.5퍼센트인 반면, 같은 위도에 위치한 아이슬란드의 유병률은 그보다 낮다. 이 현상을 식단 차이로 설명할 수도 있다. 아이슬란드 사람들은 핀란드 사람들보다 생선을 자주 먹어서 비타민 D를 많이 섭취한다. 비타민 D는 칼슘 흡수를 조절하는데, 이 작용은 신경세포들끼리의, 그리고 신경세포와 근육 사이의 신호 교환에 매우 중요하다. 또한 계절성 우울증 예방 효과도 있는 것으로 보인다. 그래서 식습관을 개선하면 문제를 어느 정도는 해결할 수 있지만, 동시에 우리 눈으로 들어오는 빛의 양도 늘려야 한다. 1년에 두 번씩 햇살 좋은 곳으로 휴가를 떠날 수 없는 처지라면 아침마다 라이트박스를 켜놓고 햇빛의 10분의 1 정도 되는 빛을 15분씩 쬐자. 계절성 우울증을 예방하는 좋은 방법이다.

노출되는 빛의 밝기가 수시로 바뀌면 군발 두통 환자들의 두통 발생 주기가 짧아질 수 있다. 빛에 따라 호르몬을 조절하기 어려워지기 때문이다. 이런 리듬성은 군발 두통이 수면 중에 많이 생기는 이유를 설명해준다. 잠에는 1~4단계가 있고, 그 단계를 거치면서 뇌 활동이 점차 느려진다. 그 단계들 사이사이에는 마치 깨어 있을 때처럼 뇌가 활동하는 시간이 있는데, 이 단계를 급속안구운동수면 혹은 렘수면이라고 부른다. 나머지 단계는 모두 비렘수면이다. 아침에 가까워질수록 렘수면 비중이 커지기 시작한다. 우리가 꿈을 꾸는 도중 잠에서 깨는 이유가 이것이다. 비렘수면 단계에서도 꿈을 꾸지만 그런 꿈은 더 논리적일 확률이 크고 악몽이 많은 편이다. 하지만 잠을 깨기 직전의 렘수면 상태에서는 전두엽 활동이 완전히 멈춰서 꿈 내용이 전혀 현실적이지 않고, 기억이 잘 나지 않는다. 군발 두통은 보통 뇌가 더 많이 깨어 있는 렘수면 단계에서 일어난다고 보고된다. 이렇게 시작된 통증이 절정에 달하는 시점은, 수면 주기가 끝나가면서 하루 주기의 호르몬이 분비되어 몸을 깨우기 시작할 때다.

궁금한 점이 하나 더 있다. 군발 두통을 겪는 남성이 여성보다

4배 많다는 수치를 놓고 볼 때, 이 두통이 성별 관련 유전자와 관련 있고 이 형질이 아들에게 주로 계승된다고 생각할 수 있다. 하지만 그런 증거는 딱히 없다. 그보다 아리송한 연결고리는, 성호르몬이 시교차 상핵, 특히 테스토스테론과 어떻게 상호작용하는지다. 테스토스테론은 대표적인 남성호르몬이다. 시교차 상핵은 성별에 관계없이 부피가 동일하지만, 여성의 것은 더 가늘고 긴 반면 남성의 것은 동그란 모양에 가깝다. 성호르몬의 상호작용과 시교차 상핵의 활동, 이것이 우리 행동에 일으키는 연쇄 반응은 10대 시절에 가장 왕성하게 나타난다. 그래서 사춘기는 호르몬이 제대로 폭발하는 시기다. 10대 때는 보통 이런 이유로 체내 시계가 두 시간가량 늦어진다. 보통 성인은 아침 7시에 생물학적 하루를 시작하는 반면, 청소년은 아침 9시에 시작한다는 말이다.[6]

사춘기가 끝나면 여성의 호르몬 분비량은 일정한 주기를 따라 오르내린다. 하지만 남성의 호르몬 분비량은 그보다 일정하다. 1930~1940년대에 활동한 바야드 호턴과 다른 과학자들은, 군발 두통을 앓는 남성들의 테스토스테론 분비량 감소를 확인했다. 테스토스테론 농도를 최종적으로 통제하는 부위는 시상하부에 있는 시각 앞 핵이다. 남성은 이 부위가 여성보다 두 배 크다. 이 부위는 성행위를 할 때와 몸이 아파서 체온을 조절해야 할 때 활성화된다(다른 얘기지만, 나는 이 두 사실 때문에 수컷으로 태어난 수많은 인류가 '남성 독감'감기에 걸렸을 때 여성보다 남성이 자신의 병세를 과장하는 경향이 있음을 꼬집는 영미권 표현이다. 여성이 '감기'라고 여기는 질환을 남성은 그보다 심한 '독감'이라고 주장한다는 뜻에서 남성 독감이라고 부른다. 한편 2017년 실제로 남성이 바이러스에 대한 면역력이 약해 더 큰 고통을 받는 것일 수도 있다는 연구가 발표되기도 했다에 걸리는지도 모른다고 추측해보기도 했다). 시상하부에 이상이 생기면 테스토스테론 분비량이 줄어들고, 시교차 상핵도 영향을 받는 것인지도 모른다. 테스토스테론은 중앙 생체 시계인 시교차 상핵의 기능을 체계화하고 변경할 수 있기 때문이다. 테스토스테론이 부족하면 정상 리듬이 깨져서, 하루 혹은 1년 중 군발 두통이 찾아오는 시기에 비정형적인 신체 변화가 생길 수 있다.

그렇다면 테스토스테론 수치를 높여서 '정상'에 가까운 수준으로 관리하는 게 답이라고 생각할 수도 있겠지만, 막상 군발 두통 예방에는 효과가 없는 듯하다. 하지만 1993년에 이탈리아 피렌체대학교에서 마리아 니콜로디와 동료들이 환자 7명을 대상으로 한 소규모 연구에 따르면, 테스토스테론을 보충한 환자들은 그렇지 않은 대조군에 비해 성적 흥분도가 높아졌다는 결과가 나왔다. 그러니 테스토스테론이 어느 부분에선가 두통에 관여하고 있다는 실마리는 얻을 수 있다(그러니까 성관계를 통해 자가 치료를 할 수도 있다. 자세한 건 나중에 다시 설명한다). 물론 테스토스테론 수치를 낮추는 게 관건이며, 많은 약물이 그렇듯 생체 시계를 고려한 복용 시점도 중요하다. 군발 두통을 한 방에 물리쳐주는 만병통치약은 없다. 이 실마리들을 전부 하나로 엮으려면 앞으로도 많은 연구가 필요하다.

히스타민의 히스테리

히스타민에서 나오는 실마리도 있다. 히스타민은 알레르기와 부비동 두통을 다루면서 이야기했던 물질이다. 바야드 호턴이 두통을 연구하던 1939년부터 히스타민은 군발 두통에 일조한다고 의심받아왔다. 호턴은 아픈 쪽 이마에 열이 나는 것과 동시에 얼굴이 벌겋게 달아오르는 증상을 보면서 혈관을 확장하는 범인으로 히스타민을 지목하고 '히스타미닉 세팔랄지아histaminic cephalalgia'('cephalalgia'는 라틴어로 머리를 뜻하는 'cephalo', 통증을 뜻하는 'algia'의 합성어)라는 용어로 이 증상을 설명했다. 하지만 호턴의 두통이라는 뜻으로 '호턴스 헤드에이크Horton's Headache'라고 부르는 게 더 귀에 쏙쏙 들어온다. 아예 호턴의 히스타민성 두통이라고 해서 '호턴스 히스타미닉 헤드에이크Horton's Histaminic Headache'라고 부르면 두운까지 멋지게 살아난다. 벌써부터 두운법을 사랑하는 이들이 뒷목 잡는 소리가 들리긴 하지만 말이다. 이름이야 어찌 됐건, 호턴은 환자들이 히스타민에 극도로 민감하다는 사실을 발견했다. 위궤양 환자가 많았던 것도 이 결론을 뒷받침했다. 위궤양은 헬리코박터 파일로리균에 대한 염증 반응이기 때문에, 히스타민은 위궤양 발생에도 큰 역할을 한다.[7]

호턴은 히스타민이 위궤양의 부산물인 것과 별개로, 히스타민이 과다 분비되면 두통이 함께 찾아온다는 것을 발견했다. 확실한 판단을 위해 환자의 피부 바로 밑에 히스타민 주사를 놔본 결과, 일부 환자들에게서 군발 두통의 몇몇 증상이 나타났다. 이와 더불어 남성 환자들의 위산 분비량이 많다는 점도 눈에 들어왔다. 위산 분비량을 최종적으로 통제하는 곳은 시상하부이며, 마찬가지로 시상하부가 통제하는 테스토스테론 분비량도 줄어들었다. 특히 군발기에 이러한 현상이 두드러졌다.

히스타민은 오렉신과 히포크레틴 및 세로토닌(앞서 설명했듯 멜라토닌과 교대로 분비)과 협력하면서 시상하부를 통해 각성 상태를 통제한다. 이 모든 작용을 통제하는 것의 정체는 무엇일까? 바로 빛이다. 눈을 통해 들어온 빛은 비영상 형성 망막 신경절 세포들을 통과해서 시상하부에 있는 시교차 상핵에 도달하고 이 과정을 계속 되풀이한다.

나아가 1979년에 이탈리아 피렌체대학교의 마르첼로 판출라치는 환자들의 동공 반응 차이를 발견했다. 군발 두통 환자들을 관찰한 결과 머리가 아픈 쪽 동공이 다른 쪽 동공보다 작았던 것이다. 동공 반응은 자율신경계가 통제하는 자율 반응이며, 다른 군발 두통 증상으로 동공 반응에 이상이 생기기도 한다. 부교감신경계가 활성화되면 눈물이 나고 콧물이 흐르거나 코가 막히며, 교감신경계가 비활성화되면 눈꺼풀이 처지고 동공이 작아진다. 그렇다면 자율신경계는 무엇이 통제할까? 정답은 시상하부다! 다양한 측면을 살펴보느라 큰 그림을 놓치고 있었던 것이다. 과학이라는 게 늘 그렇다.

결론적으로, 지금까지 살펴본 각 측면, 특히 삼차신경 통증 경로를 활성화시키는 혈관 확장과 시상하부의 기능(히스타민, 자율신경계의 관여, 세로토닌 불균형, 오렉신 민감도) 각각이 집요하게 영향을 미치면서 엄청난 통증을 몰고 올 수 있다.

시상하부를 시사하다

지금까지 살펴본 것과 반대로 시상하부 기능 장애가 군발 두통의 원인이라면 그 증거는 무엇일까? 또 이미 밝혀진 사실은 무엇이 있을까? 시상하부는 뇌의 같은 부위에서 발생하는 일들에 영향을 미칠 수 있다(보통 우뇌가 몸의 왼쪽 부분을 통제하고, 좌뇌가 몸의 오른쪽 부분을 통제하는 식으로 모든 것이 교차되어 있다). 또한 시상하부는 통증을 담당하는 삼차신경 경로에 빨리 도달하도록 연결되어 있고, 통증 신호를 약화시키는 데도 큰 역할을 한다. 물론 시상하부가 정상적으로 기능할 때 그렇다는 이야기다. 1998년에 영국 유니버시티칼리지 런던 신경과학대학교의 아니 메이와 동료들은 니트로글리세린을 사용해서 우발성 군발 두통으로 고통받는 환자들에게 군발 두통을 유발시키고(니트로글리세린은 몸속에서 산화질소로 분해되는 의약품이다) 양전자 단층 촬영을 했다. 촬영 전에 환자들 몸에 미리 주입해둔 방사성 물의 흐름을 추적하기 위함이었다. 이들은 군발 두통 증상을 겪고 있는 환자 집단과, 현재 통증이 없는 군발 두통 환자들의 체내 활동을 비교했다. 그 결과 군발기에 시상하부의 기능이 활발해지고 그 중에서도 특히 시신경 교차 상핵 부위가 구조적으로 변화하는 현상을 볼 수 있었다.

하지만 이 생각은 틀린 것으로 밝혀졌다. 기능적 자기공명영상 같은 기술은 인체에 방사성 물을 주입하는 대신 전자기파를 투사하고, 자기장을 이용해 체내 물 분자들이 모두 같은 방향을 향하게 한 다음 몸속을 촬영해서 이 분자들의 반응을 분석하는 방식이다. 이렇게 하면 양전자 단층 촬영에서보다 훨씬 선명한 영상을 얻을 수 있다. 2014년에 독일 에센에서 활동하는 슈테판 네겔과 동료들은, 군발 두통 환자들의 시상하부에는 크기 차이가 없지만 다른 뇌 부위에는 차이가 있음을 발견했다. 측두엽, 해마(기억 능력에 중요하게 관여), 섬피질(감정계의 일부), 소뇌(눈 움직임과 균형에 중요)가 모두 군발 두통 환자들이 보이는 몸 흔들기, 초조해하기, 과민 반응 등에 일조한다.

군발 두통의 각기 다른 단계, 즉 군발기와 휴지기에 있는 환자들이 참여한 훨씬 큰 규모의 이 연구는 뇌 구조가 역학적으로 작동하며 주변 환경에 반응한다는 사실을 입증해야 했다. 뇌는 통증에 반응할 때, 특정 영역에서 다른 영역보다 더 강한 반응을 보인다. 이렇게 하면 통증을 유발하는 비정상적 활동을 우리가 통제할 수 있기 때문이다. 이 역학적 특성 때문에 시상하부와의 인과관계를 규정하기 어렵다. 뇌의 여러 부위가 서로 어떻게 교류하는지, 그렇게 돈독한 관계를 유지하는 이유와 비결이 무엇인지 더자세히 알아봐야 한다. 하지만 뇌 연결망 전체를 괴롭히는 두통 증상들을 통제할 방법을 찾을 때 주목해야 할 이 모든 영역을 쥐락펴락하는 유력한 용의자는 여전히 시상하부다.

옥스퍼드대학교에서 벽에 머리를 박고 있던 레이철은 결국 무사했을까? 나는 그날 레이철을 한 층 위에 있는 내 사무실로 데려가서 자리에 앉히고, 얼굴에 차가운 것을 대고 있게 했다. 다행히 이 친구는 주치의 등록을 해둔 상태였다(다른 지역에서 온 학생들 중 주치의 등록을 안 한 학생이 얼마나 많은지 모른다). 나는 주치의의 전화번호를 알아내 전화를 걸고, 레이철의 증상을 설명하면서 병원으로 가는 게 좋을지 진료소로 가는 게 좋을지 물어보았다. 자신이 있는 진료소로 보내달라는 주치의의 말을 듣고 나는 레이철을 택시에 태웠다. 이유는 두 가지였다. 첫째, 당시 나는 오토바이를 타고 다녔는데, 레이철의 상태가 좀 나아졌다고는 해도 오토바이 뒷자리에서 내 허리를 잘 붙들고 있어줄지 불안했다. 그래서 내가 직접 운전을 해서 데려다줄 수는 없었다. 둘째, 연구실에 실험 참가자가 오기로 되어 있었다. 이 참가자의 머리에 자기 펄스를 보낼 예정이었던지라, 약속을 취소해서 시간을 낭비하게 만들고 싶지 않았다. 무엇보다 레이철은 상태가 많이 회복되어 있었다. 아직 눈에 핏발이 서고 얼굴이 벌겋게 달아올라 있기는 해도 처졌던 눈꺼풀이 올라왔고, 혼자 갈 수 있다고 자신하고 있었다. 이제 군발 두통을 확인할 수 있는 물리적 증상이 사라졌기 때문에 나는 주치의에게 알려줄 증상을 쪽지에 적고 군발 두통일 수도 있다는 나의 소견을 덧붙였다(당시에는 군발 두통이 일반 두통과 다르다는 것을 모르는 일반의가 많았다).

레이철은 이틀 뒤 나를 보러 왔다. 좀 지친 기색은 있어도 표정이 훨씬 밝아 보였다. 주치의가 바로 진찰에 들어가 뇌졸중 같은 다른 무시무시한 원인은 없는지 검사했고, 심각한 목 손상이나 동맥류(13~14쪽 참조) 가능성을 배제하기 위해 MRI 촬영도 했다고 했다.

군발 두통 치료법

군발 두통이 편두통과 다른 통증이라는 사실이 인정된 이후, 군발 두통 치료는 마구잡이로 이루어져왔다. 이 두통을 유발하는 생리학적 원인이 무엇인지를 근시안적으로 바라보며 치료 방법을 적용해왔다. 예를 들어 '호턴의 히스타민성 두통'의 주인공 호턴은, 자극원이 무엇이든 히스타민에 과도하게 반응하는 환자가 있으면, 히스타민에 따로 노출시켜서 이 물질에 무뎌지도록 만드는 것이 임상적으로 바람직하리라고 여겼다. 오늘날의 알레르기 치료에도 이런 방법이 쓰인다. 알레르기가 있는 사람을 자극원 소량에 장시간 노출시켜서, 면역체계가 더 적절한 수준으로 반응하도록 다시 훈련시키는 것이다. 그러나 환자가 히스타민에 무뎌지도록 만들려던 호턴의 시도는 전체적인 관점에서 효과가 없는 것으로 드러났다. 그는 혈관 수축 효과가 있는 균류 추출 물질 에르고타민도 시도해보았지만 이번에는 근육이나 시력이 약해지는 등의 부작용이 따랐다. 마르첼로 판출라치는 입원 환자들에게 히스타민과 항히스타민제를 함께 투여하고(직관에 어긋나는 처방처럼 들린다), 히스타민의 혈관 확장 반응을 막기 위해 에르고타민을 처방해서 일부 성공을 거뒀다. 그는 자신의 탈감각 방법론이 '환자들이 의사를 완전히 믿고 따르는 경우에 효과를 보였고 (…) 꽤 오랜 시간 두통 완화에도 같은 효과를 보였을지 모른다'고 조용히 인정했다. 나는 이것이 플라세보 효과가 아니었을까 싶다. 이후 여러 환자를 대상으로 통제된 조건에서 이뤄진 실험의 결과도 여기에 부합하지 않았다. 항히스타민제도 몇 번의 통제 실험에서 치료 효과가 없는 것으로 입증됐다. 그러니 히스타민 만으로 군발 두통의 고통을 다스릴 수는 없다고 말할 수 있다.

레이철이 그날 오후 두통으로 진료소에 갔을 때 다시 통증이 몰려오고 있었고, 간호사는 산소를 투여해주었다. 산소는 군발 두통의 오랜 치료법이다. 이 방법을 1981년에 과학전문지에 처음 발표한 인물은 캘리포니아에 사는 리 쿠드로였다. 그는 미국 드라마 「프렌즈」에서 피비 역을 맡았던 배우 리사 쿠드로[8]의 아버지이기도 하며, 부녀가 모두 군발 두통을 앓았다. 1985년에는 마찬가지로 캘리포니아에 사는 팔방미인[9] 랜스 포건이 산소의 효용을 뒷받침하는 추가 연구를 발표했다.

요즘은 마스크를 통해 20분 동안 순산소 가스 12~15리터를 투여하는 치료법이 통용된다. 이 방법이 이렇게 즉각적으로 뛰어난 효과를 가져다주는 비결이 밝혀진 것은 10년 정도밖에 되지 않았다. 미국 샌프란시스코 캘리포니아대학교의 사이먼 애커먼과 동료들은 산소가 부교감 얼굴 신경을 조절한다는 사실을 발견했다. 이것이 삼차신경 경로의 활동을 줄여서, 걷잡을 수 없이 터져 나오는 군발 두통 증상들을 가라앉힌다.

물론 언제 머리가 아플지 모르니 산소통을 이고 다닐 수는 없는 노릇이지만 다행히 산소 투여 대신 간단하게 약을 먹는 방법도 있다. 레이철은 처음 두통의 조짐이 보이면 수마트립탄이라는 편두통 약을 먹고, 두 시간 안에 재발하면 같은 약을 또 먹으라고 처방받았다. 이 치료법은 1990년대에 피하주사 방식으로 처음 개발되었다가 이후 알약 형태로 발전했다. 다만 누구나 같은 약효를 보지는 못한다. 내 친구의 남편 스티브는 8년 동안 세 차례 군발기를 겪었고, 지금까지 그 시기는 늘 2월이었다. 그는 어디를 가든 수마트립탄 주사를 가지고 다녔지만 잠시 런던에 다녀올 때 딱 한 번 주사를 챙기지 않은 적이 있었다. 그런데 때마침 두통이 시작될 조짐이 보였고, 주사를 미처 챙겨오지 않았다는 사실에 불안감이 엄습했다. 런던에서 진료소에 응급 예약을 하거나 병원 응급실에 갈 수도 있었지만, 바로 다음 기차를 타고 두 시간 반이 걸려 집에 가는 것과 시간이 비슷하게 걸릴 터였다. 내면의 목소리가 그에게 소리쳤다. 어서 집으로 돌아가야 한다고. '못 먹어도 고 같은 건 없어. 못 먹는 건 못 먹는 거야.' 그래서 그는 사랑하는 가족이 있고 산소통과 주사약이 상시 대기 중인 집으로 향했다. 하지만 도착했을 무렵에는 이미 때가 늦었고, 한번 발동이 걸린 군발 두통은 가라앉을 줄을 몰랐다. 이렇게 몇 시간도 기다려주지 않고 통증이 들이닥치기에, 그의 경우 경구약을 먹으면 약 성분이 체내에 흡수되기까지 시간이 너무 오래 걸려 약효를 볼 수 없는 것이 아닐까 싶다. 집에 가는 길에 극심한 통증이 그를 덮쳤고, 결국 보름 동안 캄캄한 방에 숨어 폭풍이 지나가기를 기다려야 했다.

세로토닌으로 새근새근

수마트립탄은 세로토닌 작용제다. 뇌에서 세로토닌과 똑같이 작용한다는 뜻이다. 이 약은 혈관에 작용해서(혈관 지름에 영향을 미친다는 의미다) 혈관을 수축시키고(삼차신경 통증 경로의 주요 자극원은 '확장'된 혈관임을 기억하자) 염증 반응을 줄인다. 이렇게 보면 에르고타민과 기능이 같지만, 에르고타민은 세로토닌은 물론 도파민과 노르아드레날린 작용제이기도 하다. 그래서 더 넓은 범위에 작용하고, 자연히 부작용도 더 광범위하게 일어나기 쉽다. 수마트립탄을 복용하면 10분 안에 통증이 완화되며, 행복 호르몬 네트워크가 작동하는 덕분에 행복감이 동반되기도 한다. 따라서 수마트립탄은 중독을 막기 위해 복용량을 철저하게 통제해야 하고, 일반의약품이라도 소량만 판매한다.

세로토닌과 멜라토닌은 둘 중 하나가 세지면 다른 하나는 약해지는 식으로 서로 균형을 맞춰가면서 작용한다. 그래서 낮 시간에 분비되던 세로토닌은, 자야 할 시간이 되면 솔방울샘에 의해 멜라토닌으로 전환된다. 군발 두통 환자는 군발기와 휴지기에 모두 멜라토닌 생성량이 줄어들지만 군발기에는 특히 심하다. 세로토닌에서 멜라토닌으로의 전환에 문제가 있는 것일 수도 있지만, 두통이 시작되는 리듬성을 고려하면 문제는 세로토닌이다. 세로토닌이 부족하면 멜라토닌 농도까지 덩달아 낮아진다. 세로토닌 양이 부족하니, 멜라토닌으로 전환되어도 농도가 진해지지 못하는 것이다. 하지만 수마트립탄을 사용한 선제공격은 두통 발생 횟수에 영향을 미치지 않는 것 같다. 이 약은 세로토닌 수용기 여러 개 중 딱 하나에만 작용하다 보니, 효과가 너무 국소적이어서 전신으로 퍼지지 못하는 것인지도 모른다.

몸속 세로토닌 분비량은 어떻게 늘릴까?

- 장기적으로 세로토닌을 조절하는 열쇠는 행복이다. 세로토닌이 없으면 행복하지 않고, 세로토닌 부족은 우울증의 가장 결정적인 지표다. 살면서 즐겁고 행복한 경험을 많이 할수록 세로토닌이 많이 생성된다. 세로토닌이 고갈되어버리지 않은 이상, 우리는 행동을 통해 전적으로 농도를 조절할 수 있다.
- 광선치료를 통해 장기적으로 세로토닌 수치를 높일 수도 있다(다만 두통을 앓는 도중에는 꽤 불편할 수 있다).

의약품 복용의 선택지

리튬은 뇌 전체에 효과를 미치는 성분으로 군발 두통 치료에도 효과가 입증됐다. 리 쿠드로가 진행한 실험에서 리튬을 복용한 환자 27~28명의 군발 두통 재발률이 극적으로 낮아졌다. 리튬을 예방책으로 쓸 수 있다는 뜻이다. 이 현상은 이제 잘 알려져 있는 리튬이 시상하부에 미치는 효과와 연결지어 생각할 수 있다. 특히 시상하부의 수면-기상 조절 영역에 영향을 미치고, 세로토닌 농도를 높이고, 시각 앞 핵에 작용해서 성호르몬을 분비시킨다(123쪽 참조). 다만 리튬은 내성이 잘 생겨서 점점 복용량을 늘려야만 두통을 예방할 수 있고, 그러다 보면 시력 저하, 균형 감각 상실, 극도의 경련 등 원치 않는 부작용이 따를 수 있다는 점에 주의해야 한다.

베라파밀이라는 심장약도 효과가 있을 수 있다. 이 약은 혈관 확장을 완화하고 시상하부 자체에도 작용한다. 변비와 현기증 같은 부작용도 있지만, 베라파밀은 리튬보다 내성이 덜 생기고 군발 두통 임상 시험 결과가 더 좋았다. 그러나 심장도 영향을 받기 때문에 반드시 아주 신중하게 처방해야 한다. 또한 환자의 동태 파악을 절대 멈춰선 안 된다. 우리의 생리 기능은 늘 변하는 생활환경과 밀접한 관계가 있으므로, 복용하는 약의 효과가 늘 일정하리라고 기대할 수는 없다. 그래서 극심한 군발 두통에 효과적인 치료법을 적용하는 것이 낫다.

초콜릿, 섹스, 커피

세로토닌 분비량을 급상승시키려면 초콜릿을 먹으면 된다. 초콜릿에 가득 함유된 트립토판이 분해되어 세로토닌으로 바뀌기 때문이다. 섹스도 세로토닌 주입 효과가 있다. 2006년 이스라엘의 마르크 고트킨과 동료들은 삽화성 군발 두통을 겪는 남성 환자 두 명의 사례를 보고했다. 한 명은 61세이고 다른 한 명은 47세였다. 두 남성은 성관계 중 절정에 다다른 순간에 갑자기 두통이 사라졌다고 보고했다. 이는 그보다 앞선 1989년에 미국 시카고 다이아몬드 두통 클리닉의 마이클 말리셰프스키가 작성한 보고서와 상충하는 면이 있다. 이 보고서는 섹스가 군발 두통을 '일으킬' 수 있다고 하나, 연구 대상으로 삼은 환자 수가 아주 적었다는 점에 주목해야 한다. 성교 두통이 발생하는 비율은 보통 1퍼센트이며, 여성보다 남성이 더 많이 겪는다. 주로 혈압이 치솟으면서 머리와 목 부위의 혈관이 확장되는 것이 원인이다.

섹스는 대대적인 신경 내분비 작용이다. 많은 일이 발생하며, 이 모든 것을 최종적으로 통제하는 부위는 시상하부다. 그러므로 우리가 행동을 통해 호르몬 농도를 조절하면, 막중한 임무를 수행하면서도 제대로 인정받지 못하는 시상하부가 제 기능을 잘 해낼 수 있다. 두통을 앓는 중에 혈관 수축을 통해 회복을 도와주는 것은 물론이다.

앞 장에서 설명한 것처럼 카페인도 혈관을 수축시킨다. 그래서 아세트아미노펜과 같은 정제약에는 카페인이 함유되어 있다. 이 모든 사실을 미루어볼 때, 극심한 군발 두통을 자가 치료하는 가장 간단한 방법은 섹스를 한 뒤 커피를 마시며 초콜릿을 먹는 것이다. 아무래도 오늘 밤…… 남아도는 테스토스테론이 있다면 말이다.

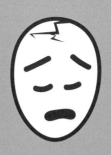

6장

편두통이란 무엇인가

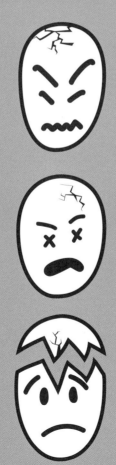

두통이 심하다고 무조건 편두통은 아니다. 감기가 심하다고 무조건 독감이 아닌 것과 마찬가지다. 물론 남성들에게는 이야기가 다르다(남자는 시각 앞 핵이 더 큰 것 같다는 신사 여러분의 상상은 잠시 접어두고 말이다—123~124쪽 참조). 독감은 감기와 전혀 다른 병이고, 직접 겪어본 사람이라면 이 사실을 잘 알 것이다. 편두통에도 특유의 증상들이 있다. 그래서 편두통은 이제 다른 종류의 두통들과 전혀 다른 질환으로 인정된다. 6장과 7장에서는 편두통 증상들을 자세히 살펴보면서, 편두통의 원인과 그에 대한 우리 몸의 반응을 알아보려 한다.

편두통은 크게 고전적 편두통이라고 하는 '조짐 편두통'과 비전형 편두통인 '무조짐 편두통'으로 나뉜다. 나는 이 두 가지 두통을 모두 이따금씩 겪어보았다. 이와 더불어 '눈 편두통'은 조짐을 보인 뒤 통증을 보이지 않고, 바로 정신이 혼미한 상태로 넘어가기 때문에 절반으로 친다. 차차 알게 되겠지만 편두통의 4단계는 편두통의 종류와 관계없이 어느 정도 공통적으로 나타난다.

편두통이 흥미로운 점은, '두통의 차원을 넘어서는 경험'이라는 것이다. 그냥 두통이 아니라, 각기 다른 4단계로 이루어진 현상학적 사건이다.

1. 전구증 단계
2. 조짐
3. 통증 단계
4. 후구증 단계

이 단계들은 우리 뇌에서 어떤 연유로 두통이 생기는지에 대한 새로운 사실을 알려주고, 그 두통을 어떻게 물리칠지에 대한 해답도 제시하기에 각 단계를 꼭 이해하고 넘어가야 한다.

사악한 그 이름, 전구 증상

나는 현역 시절 여러 편두통 환자와 대화를 나누면서 많은 것을 배웠다. 그때 알게 된 가장 기본적인 사실은, 편두통 환자들은 편두통의 첫 단계, 즉 '전구 증상'을 잘 알아차리지 못한다는 것이었다. 한 예로 데이비드라는 25세 남성과 그의 어머니를 만난 적이 있는데, 데이비드가 두통을 앓으면서 그들은 바로 이 문제로 심한 말다툼을 했다. 데이비드의 어머니는 아들의 편두통이 시작되는 것을 당사자보다 먼저 알아차린다고 호언장담했다. "엄마, 내가 몇 번을 말해?" 이 정도면 이어질 말도 고울 리는 없다. "다른 사람은 몰라도 나는, 두통이 온다 싶으면 내가 딱 안다고요." (데이비드에게는 미안하게 됐지만) 내가 끼어들어서 말했다. 편두통은 보통 환자 본인이 가장 늦게 증상을 알아차린다고. 최근에서야 발표되긴 했지만, 명백한 증거도 있다. 스페인 마드리드 사니타리아 병원 두통과의 아나 가고베이가는 환자들을 조사한 결과 두통을 제대로 예측하는 사람이 3분의 1 정도에 불과하다는 사실을 발견했다. 제대로 예측한다는 기준은, 편두통이 임박했음을 알아차릴 확률이 50퍼센트 이상이라는 것이다. 그나마 큰 하품, 졸음, 식탐, 빛에 대한 거부감, 갈증, 시력 저하처럼 전구 증상이 꽤 확실할 때나 가능한 일이다. 이 모든 것을 데이비드, 그리고 환자 본인보다 훨씬 내 설명에 귀 기울이는 어머니에게 설명했더니, 데이비드는 이 증상들을 편두통과 연결지어본 적이 없다고 인정하며 꼬리를 내렸다. "난 다 알고 있었다고." 어머님이 입을 열었다. 그 모습이 참 의기양양해 보였다. 엄마는 늘 옳다는 세상의 진리가 또 한 번 증명되는 순간이었다.

이제는 밝혀진 사실이지만, 첫 단계인 전구 증상을 알아차리려면 자각 능력이 어느 정도 있어야 한다. 조짐(무언가 나쁜 일이 생길 것 같은 예감) 단계에서는 뇌 속에서 일어나고 있는 변화에 관련된 몇 가지 행동을 보일 수 있으며 늦으면 편두통이 본격적으로 시작되기 두 시간 전, 빠르면 이틀 전부터 조짐이 나타날 수 있다. 하품이 평소보다 잦아지고, 집중력이 떨어지거나 졸리고, 유독 허기지거나 식탐이 늘 수 있다. 가게에 들어갔는데 아주 밝은 조명이 있으면 마음이 불안해진다. 이런 증상을 절대 가볍게 넘기지 말자.

영국 킹스칼리지 런던의 피터 고즈비를 비롯한 몇몇 이들은 지난 10년간 이 증상들을 기저 생명 작용까지 추적하는 것이 얼마나 중요한지 이야기해왔다. 때로는 뇌에서 일어나는 변화가, 우리가 편두통 '유발 기전'이라고 생각하는 행위를 야기하기도 한다. 이것을 분석해봐야 한다. 나는 궁극적으로 이런 증상이 생기는 원인이 궁금하다. 이 행위들은 뇌 안에서 무너진 신경 화학 물질의 균형을 바로잡기 위해 일어나는 것일까? 어떻게 하면 이 상황을 관리해서 편두통 악화를 막을 수 있을까? 그럼 지금까지 밝혀진 내용을 살펴보자.

아픔을 하품으로

하품은 생리학적으로나 심리사회적으로나 흥미로운 행위다. 하품은 아주 쉽게 '옮는다'. 하품이 잘 옮는 정도를 그 사람의 공감 능력과 연결지은 연구까지 있을 정도다. 나는 지금 이 글을 쓰는 동안 입을 쩍쩍 벌리고 하품을 하고 있으니, 이 글을 보는 여러분도 당장 하품이 하고 싶어진다면 어서 하시라. 이해한다. 우리가 함께 하품을 한 이유는, 하품이 집단 각성을 일으키기 때문이다. 하품을 하면 체내에 산소가 다량 들어온다. 뇌까지 도달해서 개운한 느낌을 받기에 충분한 양이다(그래서 피곤할 때도 하품이 나온다). 진화론적으로 볼 때, 집단이 거대한 매머드 같은 동물을 사냥하던 옛날에는 집단 각성이 중요했을지도 모른다. 현대에는 군대의 낙하산 부대들이 항공기에서 뛰어내리기 전에 단체로 하품을 하곤 한다는 보고가 있다(우리끼리 하는 이야기지만, 내가 낙하산을 타고 뛰어내려야 한다면 내 몸은 하품을 하기 전에 다른 수많은 기능을 제멋대로 수행해버릴 것 같다).

하품의 기능은 산소 주입만이 아니다. 2007년에 미국 뉴욕주립대학교의 부자지간인 앤드루 갤럽과 고든 갤럽은 이마에 차가운 팩을 올린 상태에서, 누군가 하품을 하는 영상을 보게 하는 실험을 했다. 그 결과, 차가운 팩을 올리면 사람들의 하품 빈도가 크게 줄어들었다. 이를 통해 하품이 뇌의 온도를 낮춰주기도 한다는 사실이 발견됐다. 머리가 이미 차가운 상태에서는 하품이 쉽게 옮지 않는다. 냉기 덕분에 산소를 따로 주입하지 않아도 각성 상태가 잘 유지되는 것이다. 그리고 하품을 할 때 활성화되는 신경 경로에 냉기가 신호를 보내서 이 경로를 막아준다. 하품은 뇌간(털 손질 등 특정 생물종에 국한된 많은 행위가 시작되는 부위)에서 시작되는 무의식적 혹은 반사적 행위라서 체온 조절 반응이나(지금 너무 덥다) 뇌에 산소를 더 공급하기 위한 목적으로 하품이 나올 수 있다. 그래서 편두통이 임박해오면 뇌가 어떤 식으로든 자극되어, 우리로 하여금 온도가 올라갔거나 산소가 고갈되었다고 여기게 만드는 것일 수도 있다. 이때 하품은 그런 자극을 가라앉히고 산소 포화도를 높여주는 자가 치료 방식이다.

이는 도파민 작용을 통해 신경 화학과 아주 독특하게 연결된다. 도파민은 뇌에 있는 주요 흥분성 신경전달물질 중 하나이며,

각성 상태 유지는 물론 동작, 생명 유지 활동(먹기, 마시기, 섹스가 여기에 해당된다. 비록 섹스는 생명 유지 활동으로 분류되지는 않지만)을 했을 때 느끼는 만족감에도 중요하다. 도파민 신경세포가 하품을 유발하는 원리는, 시상하부를 뇌간에 작용시켜 직접 하품을 실행하게 하는 것이다. 이렇게 해서 도파민은 각성 상태가 높아지는 행위를 유도한다. 뇌에 도파민처럼 작용하는 화학 물질은 하품을 유발할 수 있으며, 파킨슨병 환자처럼 도파민이 결핍된 사람들은 하품을 적게 한다. 이런 점 때문에 도파민 수치가 높으면 편두통 증상이 생길 수 있다고 널리 알려져 있다. 하지만 실제로는 좀더 복잡 미묘한데, 편두통 환자들의 도파민 민감도가 관건이다. 편두통 환자들은 도파민 농도에 특히 민감한 모습을 보인다.

하지만 다른 시각도 있다. 편두통을 자주 앓는 사람이 도파민에 아주 민감하다는 지식을 바탕으로, 이탈리아 두통협회 회장 피에로 바르반티와 이탈리아 로마 산라파엘 병원 의료진은 일종의 대안적 아이디어를 발전시켰다. 피에로는 도파민 수치가 높은 게 아니라 낮을 때 편두통 전구 증상이 나타난다는 이론을 제시했다. 도파민 수치가 낮으면 뇌에 우울증 효과가 나타날 수 있으므로, 뇌를 깨우기 위해 하품이 나온다고 생각하면 이 이론은 믿을 만하다. 피에로의 설명에 따르면, 시상하부는 하품을 일으킨 다음 모든 호르몬과 신경전달물질의 수치를 엄격하게 제한하는 긴급 조치를 취한다. 도파민 수치를 조절하기 위해서다. 이렇게 도파민을 서둘러 분비하느라 구역질이 나는데, 이것이 편두통의 다음 전구 증상으로 인지된다. 그는 피실험자들에게 도파민 작용제(몸속에서 도파민과 똑같이 작용하는 약물)를 복용하게 했다. 편두통 환자는 극소량만 복용해도 하품이 나지만, 편두통이 없는 사람들이 하품을 하려면 훨씬 많은 양을 먹어야 한다. 복용량을 늘리면 통제 집단 사람들은 하품이 좀 나는 정도지만, 편두통 환자들은 도파민에 훨씬 민감하기 때문에 먹은 것을 다 게워내고야 만다.

어떻게 하면 이 두 이론을 조화시킬 수 있을까? 여기서 공통점은 편두통 환자가 도파민에 민감하다는 것이다. 편두통 전구 증상이 발생하는 원인이 도파민 농도가 높아서인지 낮아서인지는 관계없다. 왜 우리가 편두통 증상을 유발하는 원인을 신경생물학 수준에서 알아야 하는지 의문이 들 수도 있겠지만, 이 원인을 이해하면 편두통 발생을 초장에 예방할 수 있을 것이다. 예를 들어 도파민을 우리 감정에 연결짓고, 행위를 통해 감정을 조절할 수 있다. 맛있는 것을 먹거나 오르가슴을 극대화하는 등 즐거운 시간을 보내면서 도파민 수치를 끌어올려 나도 모르게 편두통을 예방했던 적이 있다고 다들 생각하고 싶을 것이다. 하지만 안타깝게도 정확히 어떤 행동을 통해 편두통이 예방되었는지는 절대 알 수 없다. 답을 모른다는 사실만 아는 상황이다. 우리 행동이 편두통을 예방해주었다는 증거를 확보하기란 불가능에 가까우니 말이다.

도파민이 삼차신경의 통증 경로에서 뇌에 보내는 신호를 차단해주는 훌륭한 진통제라는 점을 생각하면 여전히 아리송한 구석이 남는다. 하지만 물론 도파민의 단독 범행은 아니다. 도파민은 세로토닌과 함께 작용한다. 세로토닌 수용기와 도파민 수용기는 보통 나란히 위치해 있으며, 세로토닌이 도파민의 작용력을 높인다. 그래서 세로토닌 수치가 낮으면 도파민이 제대로 작용하지 못하고, 시상하부의 모든 조절 활동이 때를 놓쳐서 결국 극심한 통증이 생기고 만다는 주장도 있다.

호르몬을 향한 호기심

전구 증상 단계에서 두드러지는 증상은 하품만이 아니다. 식욕 변화도 있다. 머리가 아파지기 전에 입맛을 잃는 사람이 있는 반면 특정 음식, 주로 단 음식을 찾는 사람도 있다. 식욕을 통제하는 부위는 우리가 이미 알고 있는 시상하부이고, 최근 편두통 연구에서 지목된 중요한 호르몬 용의자는 신경펩타이드 Y다. 이 것은 도파민과 같은 신경전달물질의 일종이다. 5장에서 알아본 호르몬 오렉신도 신경펩타이드 Y와 직접 교류한다는 점에서 편두통에 연관되어 있다. 오렉신은 우리가 특정 음식을 먹고 싶게끔 만든다. 여기에 편두통 전구 증상을 연결지으면, 이 단계에서 사람들이 왜 치즈, 초콜릿, 더러는 탄수화물 폭탄 같은 음식을 찾는지가 설명된다. 그렇다고 초콜릿 자체가 두통 '유발원'이라는 말은 아니다. 뇌의 화학적 성질의 변화가 유발원이다. 이 부분은 주의 깊게 짚고 넘어가야 한다. 초콜릿을 끊는다고 두통이 예방되지는 않는다. 다만 편두통에 앞서 나타나는 시상하부의 활동 변화가 식욕에 직접 영향을 미친다.

이 식욕을 우리 몸에 특정 영양소가 부족하다는 신호로 받아들일 수 있을까? 우리 뇌가 자가 치료를 위해 노력 중인 것일까? 편두통 환자들은 보통 몸속에서 금방 당분으로 분해되는 단 음식에 끌린다. 식사를 제대로 하지 않거나 식사 습관이 불규칙해 시상하부의 호르몬 균형이 깨져서, 몸이 영양분을 보충해달라고 신호를 보내는 것일 수도 있다. 아니면 앞으로 다가올 편두통에 대처할 수 있도록 우리 몸이 에너지를 비축하는 방식일 수도 있다. 둘 중 무엇이 답이든, 시상하부는 항상성을 아주 철저하게 통제한다. 그래서 특정 음식을 먹고 싶어하는 현상이 신체 이상, 두통의 원인과 아무 관련 없다고 믿기는 어렵다.

아무래도 호르몬 수치 변화를 알면 도움이 되지 않을까? 평상시의 식욕 통제는 오렉신이 신경펩타이드 Y 신경세포에 하는 작용과 반대로 신경펩타이드 Y가 오렉신에 하는 작용이 복잡하게 어우러지고, 지방세포에서 식욕을 막기 위해 분비하는 호르몬 렙틴의 오르락내리락하는 수치가 합쳐진 결과물이다. 이 호르몬 중 하나의 수치가 떨어지면 다른 호르몬의 작용에도 영향을 미친다. 예를 들어 렙틴 수치가 높으면 오렉신의 작용을 통해 신경펩타이드 Y의 수치가 낮아지므로, 식욕이 더 억제된다. 렙틴 수치가 낮으면 그 반대 효과가 난다. 하지만 오렉신과 신경펩타이드 Y의 축은 렙틴의 영향력을 벗어나서도 작동한다(어쩔 수 없이 디저트를 먹어야만 하는 상황에서 배가 금세 꺼지는 것이 그 예다).

아아, 이 호르몬들의 수치와 편두통 발생률의 연결고리는 과학 논문들 사이에서 길을 잃었다. 전구 증상 단계에 있는 어린 환자가 아니라면, 편두통 발생은 신경펩타이드 Y의 수치 저하와 관련 있다. 통증 단계에 진입하면 수치가 확 뛴다. 삽화 편두통(이론적으로 식욕 감소를 불러오는) 환자는 오렉신 수치가 낮고, 만성 편두통(식욕이 솟아나는) 환자는 수치가 높은 것으로 보인다.

오렉신의 역할에 대한 더 많은 증거 자료는 기면증(통제할 수 없이 잠들어버리는 수면 장애) 환자들에게서 나온다. 기면증은 시상하부에 있는 오렉신 신경세포가 손실됐을 때 찾아온다. 그리고 기면증이 있는 사람들은 그렇지 않은 이들과 비교했을 때 편두통을 앓을 확률이 두 배 이상이라는 점이, 오렉신 수치 저하가 편두통의 주범이라는 증거를 뒷받침한다. 하지만 군발 두통에서와 마찬가지로, 오렉신 농도 자체보다는 그를 받아들이는 사람의 '민감도'가 결정적인 요인일 수 있다.

이 민감도가 실생활에 어떻게 모습을 드러내는지가 식탐을 설명한다. 오렉신 자체가 특정 음식에 대한 식탐을 유발할 수 있다는 것은 알지만, 신경펩타이드 Y가 식욕을 조절해주지 않으면 식욕이 폭발할 것이다. 신경펩타이드 Y 수치는, 편두통이 통증 단계에 다다를수록 높아진다. 이 물질은 도파민과 마찬가지로 삼차신경 경로의 강력한 진통제이며 머리 맥관 구조의 수축을 유발하기 때문이다. 또한 도파민과 마찬가지로 신경펩타이드 Y 농도가 높아지는 시점은, 통증 발생을 막기에는 너무 늦은 때다.

가장 확실하게 말할 수 있는 건, 이 호르몬들이 편두통의 병리생리학과 어떻게든 연관되어 있으며, 인간의 행위를 조종할 힘이 있다는 것이다. 이 화학 물질들의 작용에 직접적으로 의학적인 영향을 가하면 두통을 가라앉힐 수 있을지도 모른다.

화학 물질의 놀라운 화력

이렇게 해서 도파민, 세로토닌, 신경펩타이드 Y의 작용이 모두 뭔가 잘못된 느낌을 전달하고, 불안과 짜증을 선사한다는 것을 배웠다. 불편하거나 불쾌한 감정은 물론 세로토닌과 옥시토신 수치 감소와 관련돼 있다. 두통을 제외하고 보더라도, 우리 인생에서 오르락내리락 요동치는 호르몬 수치는 삶이 우리에게 주는 시련들과 깊이 연관되어 있다. 세로토닌을 이야기할 때면 초콜릿을 향한 갈망이 빠지지 않는다. 몸속에서 세로토닌으로 변환되는 트립토판 성분이 잔뜩 들어 있는 초콜릿은 집중력을 높여준다는 미덕을 발휘한다.

한편 옥시토신은 유대감을 형성해주는 호르몬으로, 갓 아기를 낳은 여성에게서 많이 분비된다. 그래서 산모는 편두통 발병률이 훨씬 낮다. 연애 초반에 옥시토신 분비량이 급증하는 것은 성별을 불문하고 나타나는 현상이다. 옥시토신은 두 사람이 서로에게 푹 빠져들게 하고, 떨어져 있으면 불안하게 만든다. 이제 막 사랑을 시작한 연인들은 타인에게 관심을 배분하지 않고 오직 상대에게만 집중하기 위해 친구들로부터 소위 '잠수'를 탄다. 하지만 이 기간은 길지 않다. 호르몬 수치는 정상화되고 다시 친구들을 만나며 연인과 함께하는 시간을 예전보다 대수롭지 않게 여긴다. 사랑이라는 아름다운 감정을 고작 호르몬 작용으로 치부해서 미안하다. 물론 사랑은 호르몬 작용보다 한층 복잡하지만, 우리는 이 점을 생각해봐야 한다. 옥시토신 수치가 떨어지면 우리 감정은 어떻게 바뀔까?

편두통 환자는 전구 증상 단계에서 고립감을 느낀다. 내가 '애정 결핍'인가 싶은 기분이라고 말하는 환자도 많다. 이 감정은 '전적으로' 옥시토신이 부족해진 결과라는 걸 절대 간과해선 안 된다. 포옹이 편두통 환자를 구한다! 사랑하는 사람과 단둘이 오붓한 시간을 보내거나, 상대방의 사랑스러운 점(화장실 청소를 한다거나, 리소토를 맛있게 만들어준다거나, 웃는 모습이 매력적이라거나…… 마음껏 상상해보자)을 이야기해주기만 해도 옥시토신 수치가 크게 상승하며 뜨거운 밤도 함께 따라올 것이다. 섹스도 도움이 되지만 상대방과 정서적 유대감이 있을 때만 해당된다(세로토닌과 도파민은 그런 것에 별 관심이 없긴 하다). 이런 방법이 효과적인 이유는 삼차신경 경로 신경세포에 옥시토신 수용기가 많은데, 옥시토신이 이 수용기에 묶여 있으면 삼차신경세포가 신호를 전달할 수 없기 때문이다. 반대로 옥시토신 수용기가 비어 있으면 삼차신경세포가 뇌에 신호를 마음껏 전달할 수 있기 때문에 옥시토신 수치가 낮으면 편두통이 극심해진다. 연인이 있다면 서로를 꼭 안아주자. '케미'라는 말이 괜히 나온 게 아니다!

당신 눈에도 이게 보여요? 조짐 증상

전구 증상 단계가 지나면 사람마다 차이를 보인다. 통증 단계로 직행해 '무조짐 편두통'을 앓는 사람이 있는가 하면, 한 단계를 더 거쳐가는 이들도 있다. 바로 '고전적 편두통'이라고 부르는 편두통 조짐 단계다. 나는 편두통 조짐 경험이 있는 사람들과 많이 이야기해봤지만, 사실 편두통 인구 중 조짐을 겪는 사람은 20퍼센트뿐이다. 평생에 한두 번 그런 경험을 하는 경우도 있고, 편두통이 생길 때마다 조짐 단계가 찾아오는 사람도 있다. 한편 조짐 단계만 겪고 통증 단계로는 넘어가지 않는 경우도 있는데, 이를 '눈 편두통'이라고 한다. 편두통 조짐의 가장 흔한 형태가 시각 장애라서 이런 이름이 붙었다.

벤은 박사과정을 밟던 22세에 처음으로 편두통 조짐 증상을 겪었다. 어느 일요일 아침, 그는 논문 때문에 학교에 가야 했다. 며칠 전부터 '답답증'이 생긴 터라 나가기 싫었지만, 그 주에 계획했던 만큼 진도가 나가지 않아서 목표량을 채우려면 하는 수 없었다. 햇살이 따사롭고 싱그러운, 머리를 비우기 딱 좋은 봄날이었다. 연구실 문을 열 때 입가에 미소가 번졌던 기억도 난다. 3시 전에 마치면 올해 처음으로 야외에서 맥주를 마실 수도 있을 듯했다. 그런데 갑자기 문이 사라져버렸다.

나는 벤에게 그 사건이 충격적이었냐고 물었다. 그는 나를 괴물 보듯 보며 대답했다. "당연하죠. 그런 일이 흔치는 않잖아요." 문이 있어야 할 자리를 몇 번이고 다시 확인해보니, 사라진 것은 문 전체가 아니라 손잡이와 열쇠가 있는 부분이었다. 그리고 벽에 달린 문패를 똑바로 쳐다봐도 문패는 그의 주변 시야에만 머물렀다. 조심스럽게 눈을 움직여본 결과, 주변 시야 안에 의학 용어로 '암점'이라고 하는 '구멍'이 있었고, 시선을 아무리 옮겨봐도 그 구멍에 빠진 물체는 보이지 않았다.

벤의 사례는 이 조짐 단계가 갑자기 시작되었다가 그만큼 빨리 끝났다는 점에서 흥미롭다. 그가 책상에 앉아서 생각을 정리하자 이내 증상이 사라졌다. 그 시간은 길어봤자 5분이었다. 조짐 단계를 보고하는 환자 대부분은 점차적인 변화를 지각하면서 그 시작을 감지한다. 주로 5~20분간 지속되며, 한 시간이 지나면 감지할 수 없게 된다. 벤과 마찬가지로, 조짐 단계를 맨 처음 경험할 땐 누구나 큰 충격을 받는다. 이런 일을 겪으면 그 뒤에 두통이 없었더라도 병원에 가보는 것이 좋고, 조짐 증상이 한 시간 이상 지속된다면 꼭 병원을 찾아야 한다.

사람들의 조짐 단계 경험을 한데 모으면 하나의 양상이 나타난다. 시각적 조짐은 간단하게 말해 광시증으로 점철된다. 광시증은 실제로 존재하지 않는 빛이 눈에 보이는 현상을 말한다. 눈을 감고 눈두덩을 살며시 눌러보면 광시증을 바로 경험할 수 있다. 눈에 압력을 가함으로써 망막을 기계적으로 활성화시키니까 얼룩덜룩한 빛이 보이는 것이다. 이렇게 망막이 활성화되니 뇌가 착각해 빛을 '인지'한다. 망막에서 나오는 전기 신호를 해독하는 뇌 부위를 활성화시켜서 광시증을 유발하는 방법도 있다. 1930년대에 캐나다 맥길대학교의 와일더 펜필드는 개두 수술 중 의식이 있는 환자의 뇌에 전류를 흘려 보냈다. 다른 부위들이 어떻게 반응하는지 보기 위해서였다. 그가 자극한 뇌 부위가 팔 움직임에 중요한 지점이라면 환자의 팔이 실제로 움직일 터였다. 마찬가지로 시계, 즉 시력이 미치는 범위의 특정 영역에서 빛을 감지하는 부위를 자극하면 환자가 광시증을 경험할 것이었다. 와일더는 이렇게 해서 뇌의 여러 부위가 각각 무슨 기능을 하는지 알려주는 아주 유용한 지도를 만들어냈다. 야만적인 방식이라고 생각하는 사람도 있겠지만, 1930년대만 해도 의식이 있는 환자에게 국소마취만 하고 수술을 집도할 수 있었다. 사실 이 방식은 신경외과 의사들이 언어 영역, 운동 영역처럼 생명 유지에 중요한 부위를 알아내서 최대한 손상되지 않게 보호할 수 있다는 점에서 바람직했다. 오늘날도 여전히 이런 의술을 쓰지만, 과학 연구에서는 이렇게 침습적인 방식을 많이 사용하지 않는다. 그 대신 뇌에 자기 펄스를 보내서, 몸을 움직이거나 섬광을 보게 만드는 신경세포를 활성화시키는 방법을 쓴다. 이것을 경두개 자기자극법이라고 하며, 뇌의 일부를 약하고 돌이킬 수 있는 방식으로 자극해서 해당 부위가 어느 시점에 무슨 일을 하는지 정확하게 파악하는 치료법이다.

과학적인 방식으로 광시증을 일으키면 증상이 확실하게 나타난다. 검은 바탕에 빛이 번쩍하거나, 시야에 들어오는 해상도가 살짝 달라지는 식이다. 하지만 편두통 조짐으로 광시증이 나타날 때 증상이 더 복잡하다. 현재 시야에서 눈에 보여야 하는 대상이 흐려져서, 해당 영역을 볼 수 없게 되는 식이다. 미국인 심리학자 칼 래슐리는 직접 조짐 단계를 겪으면서, 뇌 속에서 무슨 일이 일어나길래 시야를 이런 식으로 인지하게 되는 건지 알아보기로 했다.

1941년에 칼은 깨달았다. 가장 먼저 인지하는 것은 작은 점이었다가(시각계에서 간과하게 쉽다) 팽창하고, 암점의 형태는 절대 바뀌지 않으면서 점점 커지기만 한다. 그는 이 현상을, 전기 활동이 뇌 속 시각계 영역에 퍼져나가는 방식과 연결지었다. 처음 도달하는 영역(V1 또는 일차 시각피질이라고 하며, 현미경으로 봤을 때 줄이 보여서 줄무늬 피질이라고도 한다)은 선 인지에 중요한 역할을 하기에, 곧은 선들로 이루어진 지그재그 형태를 인지하는 데도 핵심적인 역할을 한다. 시각계의 상위 영역은 시야의 훨씬 큰 영역에서 빛을 포착한다. 전기가 무작위적이지 않게 통과된다면, 암점은 그 형태를 유지하며 거의 팽창하지 않는다. '성곽'이라고 부르는 암점 가장자리는 팽창하지 않지만, 더 큰 형태에 맞춰서 복제되며, '나사가 돌아가는 움직임의 착시'처럼 가장자리 주변을 넘나들며 섬광이 생기는 듯하다. 기록들을 비교해본 결과, 모든 관찰자가 이 현상을 공통으로 목격한 것 같았다. 그는 굉장한 발견을 눈앞에 두고 있었다. 자신의 암점이 확대되는 속도와 섬광 속도(초당 10파동 정도)를 도표로 그리고, 시각피질이 전기 신호를 전파하는 방식에 대한 지식을 합쳐서 결론을 내렸다. 암점과 섬광에 상관관계가 있으며, 적어도 그의 경우에는 뇌 안에서 일어나는 자극의 파동이 분당 3밀리미터 속도로 이동하는 것이 확실했다.

이 '뇌라는 연못의 물결'은 1904년에 영국인 신경학자 윌리엄 가워스 경이 이미 제안한 적 있지만, 당시 그는 정확한 신경학적 통찰 없이 비유를 통해 이 현상을 설명하려고 했다. 이제 칼은 이 비유에 관찰이라는 무게감을 더했다. 하지만 당시 신경학계는, 뇌의 각 영역이 기능을 하나씩만 수행한다는 개념에 사로 잡혀 있었다. 오늘날에도 '기능 국소화'라고 부르는 개념이다. 그래서 활동의 파동이 한 영역에서 다른 영역으로 이동하면서 복잡한 인지 현상과 행동 효과를 유발할 수 있다는 가능성에 관심을 두지 않았다. 1990년이 되어서야 미국 미시간주 디트로이트에 있는 웨인주립대학교 그레고리 바클리의 연구진은 자기 뇌파 검사(236~237쪽 참조)라는 기술을 사용해 편두통 조짐 단계를 겪는 환자들의 뇌 속 파동을 선명하게 시각화했다. 이를 통해 머리에서 나오는 자기장을 추적하는데, 이 자기장은 두개골 안에서 일어나는 전기 활동의 지표다.

또 다른 조짐 현상

조짐 단계에서 생기는 문제는 시각만이 아니다. 그다음으로 가장 흔한 유형은 감각 조짐으로, 피부가 서서히 저리거나 따끔거리는 형태로 나타난다. 머리나 팔다리에 이런 증상이 있는 경우도 있다. 감각 조짐은 피부를 민감하게 만들 수 있고 팔다리의 움직임을 둔하게 하거나 심한 경우 마비가 올 수도 있다. 시각 장애와 마찬가지로, 이런 증상을 처음 겪으면 꼭 병원에 가서 뇌졸중 등의 다른 가능성이 있는지 확인해야 한다. 조짐 단계에서 나타나는 체성 감각의 저림을 '자율감각쾌락반응ASMR'과 헷갈리면 안 된다. ASMR은 반복적인 동작이나 속삭임 같은 자극을 받았을 때 머리와 목이 찌릿한 현상을 일컫기도 한다.

ASMR은 과학 연구 분야에서 비교적 최근에 나온 개념이지만, 유튜브에 가면 이미 수백만의 창작자가 그 기분 좋은 느낌을 이끌어내기 위해 애쓰고 있다. 더러는 ASMR을 뇌로 느끼는 오르가슴이라고 하여 '뇌르가슴'이라고 칭하는 이들도 있다. 이런 이유로 ASMR은 우울증을 비롯한 정서 장애가 있을 때 행복감을 높여주는 요소로 활용되는 시도가 훨씬 많다. 현재 이루어지는 연구 대부분이 쾌감을 유발하는 ASMR의 특성에 주목하지만, 폭력성이 특히 강한 장면을 볼 때 ASMR이 발생한다는 보고도 있다. ASMR과 편두통 체성 감각 조짐 단계 사이에 존재할 수 있는 모든 공통성을 이해하기 위해서만이 아니라 ASMR에 대해서는 더 심층적인 연구가 분명히 필요하다. 예를 들어 영국 맨체스터 메트로폴리탄대학교의 닉 데이비스 연구진은, 배경음악이 있으면 ASMR이 생기지 않는다는 것을 밝혀냈다. 다른 양상(이 경우에는 청각)의 방해를 받으면 체성 감각 효과가 멈출 수 있다. 이 특성을 더 자세히 연구해서 편두통 조짐을 최소화할 수도 있을까?

후각(실제로 나고 있지 않은 냄새를 맡거나, 후각이 과도하게 민감해진다), 청각(물이 뚝뚝 떨어지는 소리가 들리거나, 소리가 들리지 않거나, 이명이 생기거나, 청각이 과도하게 민감해진다), 미각(입에서 쇠 맛이 난다) 등의 다른 감각 조짐도 나타날 수 있다. 흥미롭게도, 심각한 탈수로 이어질 수 있는 요로(특히 콩팥) 감염증이 있는 노령 환자들에게도 이런 증상이 나타난다고 보고되곤 한다.

따라서 조짐은 어떤 감각계에서나 모습을 드러내지만 우리는 그 증상을 무시해왔다. 모두가 시각, 청각, 미각, 후각, 촉각이라는 오감에 대해 생각한다. 하지만 촉각은 아주 지엽적인 용어다. 그보다는 촉각과 '우리 몸이 공간에서 어디에 위치했는지에 대한 인식'이라는 의미까지 담긴 체성 감각이라는 포괄적인 용어를 쓰는 게 낫다. 조짐 증상은 이런 자기 수용 감각에 혼란을 주어 사람을 아둔하게 만들 수 있다. 안타깝게도 늘 이 증상에 시달리며 이리저리 부딪치고 다니는 사람들도 있다.

이제 조짐 단계에서 이런 감각 효과를 일으키는 뇌 속 활동에 명확한 패턴이 있음이 알려졌다. 외부 자극과 별개로 일어나는 현상이다. 1990년대에 윌리엄 가워스 경과 칼 래슐리가 제안한 '파동'이 자기 뇌파 검사법을 통해 드러난 뒤로, 편두통 조짐을 규정하려는 연구는 더 심화되었다.

우리가 조짐 단계에서 관찰하는 것은 피질을 가로지르는 자극의 파동임이 밝혀졌다. 이 파동 안에서 많은 신경세포가 일사불란하게 활성화되며, 이 전기 활동은 급격하게 이동한다. 이로 인해 뇌세포가 활성화되면서 지각 장애가 생긴다. 뇌세포가 활성화되는 이유는 우리가 무언가를 느끼기 때문인데, 이때 눈앞에 아무것도 없는데 헛것을 보거나 아무것도 닿지 않았는데 뭔가가 스쳤다고 생각하는 등 실재하지 않는 것을 느끼기 때문에 지각 장애라고 부른다. 그러나 결정적으로, 이 자극의 파동 뒤에는 '피질 확산성 억제'라고 부르는 저하 상태가 따른다. 신경세포들이 완전히 잠드는, 더 정확하게 말하면 비활성화되는 상태다. 이것은 전기 활동의 이상 패턴이 편두통에 관련한 우리 행동에 영향을 미치고 통증을 유발하기 시작하는 큰 그림이다. 그렇다면 왜 이런 활동이 시작되는 것일까?

이 활동이 중요한 이유는 무엇일까? 편두통 원인 중 일부가 세포 수준에서 일어나는 특정 현상과 직접적으로 교류하는데, 문제의 그 현상이 모든 인간의 몸속에서 항시 발생하기 때문이다! 이 현상은 인간이 활동할 수 있게 해주며 이 현상이 내는 소리를 연구실에서 증폭하면 시계의 째깍 소리와 비슷하다. 하나의 신경세포에서 일어나는 전기 활동 소리를 들어보면 라디오가 지지직

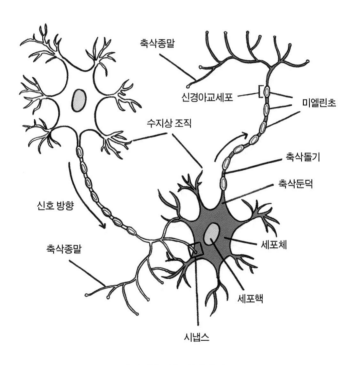

대화하는 두 신경세포

거리는 잡음 같은 소리가 나는데, 그 소리의 속도를 늦추면 째깍 소리를 하나씩 구분지어 들을 수 있다. 그 째깍거리는 순간 하나하나를 '활동 전위'라고 한다. 이것은 신경세포를 통과하는 전기의 작은 펄스이자 신호, 신경 충격이며 각각 1000분의 1초 정도 지속된다. 이 소리는 활동을 위한 잠재력을 나타낸다. 생각하거나, 걷거나, 텔레비전을 보거나, 책을 읽거나, 무엇이라도 하려면 바로 정확한 시간에, 뇌 속 정확한 위치에, 이런 째깍거리는 순간이 수백만 번 일어나야 한다. 이 모든 게 그런 순간이 존재하는지도 모르는 사이에 벌어지는 일이다.

활동 전위가 어떻게 생성되는지 알면, 우리가 편두통을 앓을 때 느끼는 고통을 이 자극 파동이 어떻게 일으키는 것인지 알 수 있다.

활동 전위, 활개치다

우리는 학교에서 전기가 하전입자들의 이동이라고 배웠다. 몸속에서 발생하는 전기는 나트륨과 칼륨 같은 이온들의 움직임이다. 신경세포가 아무것도 안 하고 쉬는 동안에는 신경세포 밖보다 안에 음의 입자가 훨씬 많다. 이 신경세포들은 무엇이 들어오고 나가는지에 굉장히 까다롭게 반응하며, 세포막 안에 단백질로 된 작은 문들이 있어서 특정 물질이 있을 때만 문을 열어준다. 예를 들면 나트륨만 들락날락할 수 있는 식이다. 이 문(이온 통로라고 한다)들이 열리고 닫히는 것은 세포 내부 음극의 세기에 따라 결정된다. 다른 신경세포나(곧 설명하겠다), 깃털로 팔을 쓸어내리는 동작이나, 다른 감각 자극으로 인해 정전기가 생기면 이 문이 열리고 나트륨 같은 이온이 들어온다. 양이온인 나트륨은 신경세포 안으로 물밀듯이 들어온다. 세포 안에 나트륨이 많지 않은 상태였기 때문이다. 그리고 신경세포 안은 음극이 매우 강하기 때문에, 양이온인 나트륨이 반대 성질에 끌려 들어오기도 한다. 그래서 세포 내부는 금세 밖보다 양극이 더 강해지고, 이렇게 극성이 뒤집히는 것이 활동 전위의 첫 번째 요소인 탈분극이다. 정전기가 잘 생기는 사람에게는 110밀리볼트의 전위 차이가 생긴다(-70밀리볼트부터 40밀리볼트까지).

이제 신경세포가 일반적인 휴지 상태일 때로 돌아와보자. 휴지 상태로 돌아오지 않으면 다른 신호를 생성할 수 없다. 이 시점이 되면 내부의 양극이 더 강해져 있기 때문에 나트륨이 드나드는 문이 닫힌다. 발이 묶인 것이다! 대신 내부의 양극이 이렇게 강하면 칼륨이 드나드는 문이 열린다. 칼륨도 양이온이며, 세포 밖에서보다 안으로 들어왔을 때 훨씬 농도가 높아져 있다. 이제 칼륨은 재빨리 신경세포에서 빠져나간다. 외부의 음극이 더 강하고, 반대 극들이 서로를 끌어당기며, 밖에는 칼륨 양이 많지 않아서 양을 늘리고 싶어하기 때문이다. 빨라졌던 맥박이 눈 깜짝할 사이에 느려진다. 활동 전위가 이루어지면서 이 세포 부분은 내부의 음극이 더 강한 상태로 재분극되고, 음극을 더 강화하면서 마지막을 성대하게 장식한 뒤 일반적인 휴지 상태로 돌아온다. 이제 신경세포는 세포막 안에 있는 단백질을 이용해 칼륨

이온 두 개를 들일 때마다 나트륨 이온 세 개를 내보내는 일종의 죄수 교환 작업을 하며, 안에 있던 나트륨을 전부 쫓아낸다.

이온이 세포에 드나드는 이온 통로를 가로막거나 이온 농도를 가지고 장난치는 요소가 하나라도 생기면, 이 과정 전체가 꼬이면서 결말이 어그러진다. 예를 들어 편두통에 따른 자극이 늘어나면 칼륨이 세포 밖에서 발이 묶이고, 이에 따라 혈관에 있는 통증수용기가 활성화된다. 편두통 환자들에게 결코 달갑지 않은 결말이다. 이 부분도 나중에 다시 설명하겠다.

축삭돌기의 역할

활동 전위는 신경세포 세포체 내부의 축삭둔덕이라는 부위에서 시작된다. 이 부위는 축삭돌기가 시작되는 곳이며(더 쉽게 말하면 '섬유질 부분') 신호를 다음 신경세포로 실어 나른다. 한 신경세포에는 다른 여러 신경세포가 연결되어 있고 각 신경세포는 자신의 신호를 전달한다. 축삭둔덕은 신호를 전달할 수 있을 만큼 자극이 충분히 입력되었는지 판단하는 일을 한다. 자극이 충분하면 활동 전위를 생성하고, 부족하면 가만히 있는다.

또 하나 중요한 것은, 이것이 피질 확산성 억제에도 중요한 역할을 한다는 것이다. 활동 전위는 실무율을 따르며 생김새가 모두 똑같다. 활동 전위들을 합산할 수도 없다. 그렇다면 어떤 자극이 유독 강력한지, 또는 어떤 빛이 유독 밝은지 등을 어떻게 파악할 수 있을까? 자극의 강도는 빈도를 통해 전달된다. 무언가 살짝 닿은 정도의 자극에는 단위시간당 몇 차례 활동 전위가 생성되는 수준이지만, 제대로 한 대를 맞아서 센 자극을 받으면 활동 전위가 많이 생성된다. 또한 동일한 신경세포 부위에서 두 개의 활동 전위가 동시에 일어날 수는 없다. 이온들의 위치가 올바르지 않기 때문이다. 그리고 세포체를 떠난 활동 전위는 한 방향으로만 이동한다. 이것은 칼륨이 넘쳐흐를 때 세포 내부에서 음극이 더 강해지기 때문에 가능한 현상이다.

활동 전위는 신경세포의 모든 지점에서 자가 재생하면서 축삭 돌기를 따라 이동한다. 신경아교세포라 불리는 지지세포는 대부분의 신경세포 주위를 둘러싸서 미엘린초를 형성한다. 이것은 전선에 감싸는 절연체와 같은 역할을 한다. 이제 활동 전위가 신경아교세포들 사이의 틈을 건너다닐 수 있다. 이렇게 되면 신경 전도 속도와 효율성이 높아진다. 어린아이나 젊은이가 새로운 기술을 습득할 때 뇌의 여러 부위에서 미엘린초의 속도(미엘린초 생성 속도)를 추적할 수 있다.[1]

카밀로 골지 vs. 라몬 이 카할

우리는 살아 있는 사람이다. 그래서 신경과학자들은 우리를 페트리 접시에 가둬놓고 전극을 가해가며 흥분성을 관찰하지 않는다(물론 그런 영화가 있긴 하지만). 그렇기 때문에 신경세포들이 고립되어 있지 않은 현실 세계에서 어떻게 활동하는지 생각해봐야 한다.

신경세포가 두 개 있다고 가정해보자. 첫 번째 신경세포의 활동은 두 번째 신경세포에 어떻게 전달될까? 이 근원적인 의문은 과학사에 길이 남을 악명 높은 말다툼을 야기했다. 그 발단은 이탈리아의 해부학자 카밀로 골지가 1800년대 중후반에 쓰이던 조악한 현미경으로 신경세포의 구조와 내부를 관찰하는 방법을 개발한 것이었다. 그는 뇌조직을 힘닿는 데까지 얇게 썰고 빛을 통과시키면서, 볼록렌즈 몇 개 너머로 상을 확대했다. 그러나 뇌조직은 살짝 투명하기 때문에, 뇌조직을 염색할 은 성분을 개발해야 했다. 은 입자를 사용해 신경세포 각각을 검은색으로 물들이면 그 세포가 어떻게 생겼는지, 어디로 갔는지를 아주 자세히 볼 수 있었다. 이를 통해 골지는 신경세포들이 서로 연결된 '관'이라는 의견을 제시했다.

산티아고 라몬 이 카할은 골지의 기술을 더 정교하게 다듬어서, 신경세포들 자체와 내부가 별개의 독립체임을 밝혀냈다. 그는 자신이 관찰한 신경세포들의 생김새를 나이와도 연관지었다. 나이가 들면서 신경세포의 형태가 훨씬 더 복잡해진다는 사실을 발견한 것이다.

몹시 화가 난 골지는 카할과 정반대의 의견을 내놓았다. 그는 자신이 관찰한 신경세포들이 체내 혈관과 비슷하게 활동했다고 믿었다. 반면 카할은 세포들이 별개의 개체이고, 그들 사이에 틈이 있으며, 그 틈 또한 단순한 신경망의 환승역에 그치는 것이 아니라 독자적인 기능을 한다는 사실을 정확하게 밝혀냈다. 카할과 골지는 모두 공로를 인정받아서 1906년에 나란히 노벨 생리의학상을 받았다. 요상한 일이다.

여기서 끝이 아니다. 두 사람 모두 스웨덴에서의 수락 연설을 통해 서로의 관점을 공격하면서 싸움판 같은 분위기를 만들고 객석을 좌불안석으로 만들었다. 이 둘에게 노벨 평화상이 갈 리는 없었고, 앞으로도 그럴 일은 없을 것 같다. 둘 중 카할은 골지가 아니었다면 자신의 연구 결과도 나올 수 없었을 것이라 인정하며 자세를 낮췄다. 골지는 자신의 경험과 그 당시 우세하던 관점에 사로잡혀 있었던 반면, 카할은 현재의 통념에 얽매이지 않고 두 사람이 공통으로 관찰 중이던 사실을 다른 각도에서, 결과적으로 더 정확하게 해석할 줄 아는 자세를 지닌 사람이었다.

틈새 메우기

시냅스(신경 접합부라고도 한다)는 신경세포들 사이의 틈을 일컫는 말이다. 이 시냅스는 활동 전위의 전도에 약간의 문제를 일으킨다. 문제는 전기 신호가 이런 틈새를 뛰어넘어가며 이동할 수 없다는 것이다. 하지만 복잡해 보이는 이 체계 덕분에, 우리 뇌는 흥분성을 따로따로 조절할 수 있다. 신경 전도는 전기적인 방식만으로 이루어지지 않고, 시냅스를 지날 때 화학 작용이 도입된다. 종말 단추라고 부르는 신경세포 말단에 활동 전위가 도달하면, 종말 내부나 시냅스 전막(시냅스 앞부분)에 있는 칼슘 이온 통로가 열린다. 칼슘은 신경세포로 와서, 우리가 이미 살펴본 글루타메이트나 도파민, 세로토닌 같은 신경전달물질이 들어 있는 소낭(작은 주머니)과 결합된다. 소낭은 시냅스 전막에 결합되며 내용물은 시냅스 안으로 부어진다. 다음 신경세포의 막(시냅스 후막) 안에 있는 특정 수용기를 따라가서, 특정한 흥분성(나트륨 같은 양이온) 또는 억제성(염화물 같은 음이온) 투입물을 받아들이는 이온 통로를 여는 것이 바로 신경전달물질이다. 그런 다음 축삭 둔덕이 두 번째(또는 시냅스 후부) 신경세포에서 활동 전위를 시작하기 위해 실제로 동원할 수 있는 흥분이 충분한지 판단한다. 흥분이 충분하지 않으면 활동 전위가 생성되지 않는다.

파동 활동

원래 '피질 확산성 억제'라고 불리던 이 현상의 첫 단계는 흥분 파동이 일어나는 것이다. 그래서 이제는 '피질 확산성 탈분극'이라는 명칭이 쓰인다. 피질 내부의 한 지점에서 거대한 흥분이 조직적으로 퍼져나가는 현상이며, 시각피질 안에서 가장 주기적으로 발생한다(시각피질은 뇌 맨 뒤쪽에 있으며, 눈이 빛에 반응해서 생성한 전기 신호가 가장 먼저 도달하는 지점이다). 그야말로 모든 세포가 동시에 탈분극되고 활성화되며 갑자기 머리가 띵해진다. 뇌전증에서 보이는 뇌 활동과도 굉장히 비슷하다.

뇌전증과 편두통의 상관관계

간질이라고도 하는 뇌전증은 뇌에 번개電가 치는 증세라는 의미로, 발작이 두 차례 있은 뒤 뇌전증으로 진단을 내린다.

뇌전증으로 인한 비정상적인 뇌 활동은 주로 피질의 작은 부위가 어떤 식으로든 손상되거나 제 기능을 하지 못하는 데서 출발하며, 그 부위는 측두엽인 경우가 굉장히 많다. 측두엽은 뇌에서 물체의 생김새, 듣기, 기억, 음성 이해를 처리하는 영역이다(좌뇌). 뇌전증에 따른 뇌 활동은 편두통 조짐에서처럼 환각(존재하지 않는 것을 보거나 듣는 경험)을 일으킬 수 있다. 뇌전증과 편두통 조짐의 차이는, 편두통에서는 신경세포가 초기에 활성화되었다가 맨 앞에 있는 파동 뒤에서 모든 신경 활동이 멈춘다는 것이다. 더 이상 어떠한 활동 전위도, 어떠한 활동도 없어서 신경 활동이 완전히 억제되며, 이러한 결정적 이유로 뇌전증성 발작이 일어나지 않는다. 뇌전증에서는 정신착란 증상이 파동을 따라 계속된다.

그다지 놀라운 이야기는 아니지만 두 질환은 유전적으로도 연관성이 깊다. 가까운 친척 중 뇌전증 환자가 두 명 이상 있는 가족은 조짐 편두통을 앓는 경우가 많다고 밝혀진 것이다. 두 질환은 유전적으로 비슷하고 모두 과잉 민감성에 뿌리를 두었다는 공통점이 있지만, 행동 결과를 조절해서 증상의 기저를 이루는 수용기에는 근본적인 차이가 있다.

흥분의 파동을 생각하면 조짐 증상이 왜 나타나는지 알 수 있다. 이 파동은 분당 3밀리미터 정도의 속도로 피질을 통과한다. 편두통 환자는 조짐을 하나 이상 인지하기도 한다. 항상 한

가지 조짐만 경험하지는 않는 것이다. 다만 이 조짐들은 연속적으로 나타나는 경향이 있다. 이 과정을 정리해보면 이렇다. 뇌 뒤쪽 후두부 피질에서 흥분이 시작됐다고 하자. 후두부 피질은 시각을 담당하므로, 이 부위의 활동은 앞서 설명했던 조짐 양상으로 이어질 수 있다. 파동이 뇌 아래쪽에 있는 측두엽에 닿으면 청각이나 기억 장애가 생길 수 있다. 파동이 거의 동시에 두정엽에 닿으므로, 두 증상을 동시에 느끼는 것이 가능하다. 이럴 때 주로 파동이 통과하는 체성 감각피질의 반대쪽에서 저린 느낌이날 수 있다.

와일더 펜필드는 뇌 수술을 하는 동안 깨어 있는 환자들에게 전기 생리학 기술을 사용해서 뇌 지도를 그렸다. 그는 입술이나 손가락 끝처럼 민감한 신체 부위일수록, 그 부위에서 나오는 감각 정보를 처리하는 신경세포가 더 많다는 사실을 발견했다. 각신체 부위는 체성 감각피질에서 하나씩 자리를 차지하고 있다. 체성 감각피질은 뇌 가운데 위치해 있으면서 앞뒤로 이어지는 부위로, 정수리를 손가락으로 찍어보면(인간은 신기할 만큼 정수리를 정확하게 찾아낸다!) 손가락만큼의 공간에 체성 감각피질이 퍼져있고, 뇌 옆쪽으로 연장된다. 이곳에는 모든 신체 부위가 할당되도록 구획이 나뉘어 있다. 그래서 파동이 지나가면 모든 영역이활성화된다.

보통은 중앙 '열구'(전두엽의 시작을 알리는 큰 틈)에서 파동이 멈추지만, 그대로 통과하면 곧장 일차 운동 피질을 맞닥뜨린다. 여기도 체성 감각피질과 거의 비슷하게 조직되어 있다. 하지만 와일더 펜필드는, 신체의 가동부에 할당된 영역의 크기가 그 영역을 움직이는 데 필요한 숙련도와 연관되어 있다는 것을 발견했다. 그래서 손가락을 움직이는 영역은 허벅지를 움직이는 영역보다 훨씬 크다. 실제 크기는 손가락이 허벅지보다 훨씬 작지만 말이다. 더 나아가 파동이 계획, 생각, 감정 중추인 전두피질을 통과하면 마음이 불안해지고, 멍하고, 혼란스럽고, 전반적으로 몸이 불편해진다. 파동이 뇌 바로 앞에 다다르면 후각과 미각도 영향을 받는다. 뇌가 평균 크기인 15센티미터라고 할 때, 파동이 뇌 전체를 가로지르기까지는 분당 3밀리미터 속도로 50분 정도가 걸린다. 하지만 일반적으로는 파동이 뇌의 절반 정도 거리에 도달하며 시간은 길면 30분이 걸린다.

이렇게 파동이 전두피질까지 뻗어나가지 않는다면, 전두피질에서 나오는 증상이 조짐 단계에서 그렇게 흔하게 나타나는 이유는 무엇일까? 정답은 뇌 뒤쪽과 앞쪽 사이의 해부학적·기능적 연결에 있다.

나는 멋진 동료 앨리슨 레인과 함께, 몇몇 사람에게 전기 자극을 가해 뇌 뒤쪽의 활동을 줄여놓고 기능적 자기공명영상을 촬영해 뇌 전체에서 무슨 일이 일어나는지 관찰하는 실험을 했다. 그 결과 뇌 앞쪽에는 아무런 자극을 가하지 않았는데도 평소보다 활동이 줄어든 영역이 많았다. 시상하부와 다른 영역들의 피질 아래에서 벌어지고 있는 일은 고사하더라도, 흥분 파동과 뒤따르는 억제 파동은 파동 자체가 멈추는 지점보다 훨씬 멀리까지 영향을 미치는 것이 이치에 맞다. 그건 이해가 된다고 해도,

흥분 뒤에 활동이 완전히 억제되는 이유는 무엇일까?

자책골

1 대 0으로 지고 있는 축구 경기가 끝나기 직전과도 비슷한 상황이다. 비기기만 하면 리그에서 우승하지만 지면 끝이다. 골키퍼를 비롯한 모든 선수가 전방으로 나왔다. 그런데 아뿔싸, 11번 선수가 헛발질을 해서 공을 뺏기고 상대 팀에게 안방을 내어준다. 선수 전원이 위치에서 벗어나 있었기에 제대로 된 수비 한 번 못 해보고 골을 뺏긴다. 이 선수들을 이온이라고 생각하고 이 상황을 활동 전위에서 벌어지는 일과 연결해보면 앞뒤가 맞는다.

우리 몸속 활동 전위는 빠르고 맹렬하다. 활동 전위는 실무율을 따르기 때문에 활동 전위의 수는 반응의 강도를 나타낸다고 앞서 설명했다. 하지만 이렇게 지속적으로 활동 전위가 발생하다 보면, 이온들로 인해 잘못된 장소에서 활동 전위가 일어나게 된다. 나트륨이 밀려 들어오고 칼륨이 밀려 나가지만, 활동 전위가 지속적으로 이루어지면서 나트륨과 칼륨이 쏟아지는 상황에서는, 세포 안에 칼륨이 더 많고 밖에는 나트륨이 더 많은 적절한 휴지 상태로 돌아갈 수 없다. 신경아교세포는 칼륨을 충분히 빠르게 비워낼 수 없다. 뇌에서 신경에 대한 아교의 비율이 가장 낮은 부위는 시각피질이라는 점은 편두통에서 시각 관련 조짐 증상이 가장 자주, 가장 먼저 나타나는 이유일 수 있다. 결국에는 나트륨이 안에 갇히고 칼륨은 밖에서 발이 묶여서 활동 전위가 아예 일어날 수 없게 된다! 그렇게 모든 것이 멈춘다.

그런데 다량의 칼륨이 세포 밖이라는 잘못된 위치에 있으면, 활동 전위 생성이 막히는 것 이상으로 큰 사달이 난다. 칼륨은 세동맥이라는 가느다란 동맥들에 직접 작용하는데, 이 세동맥들은 더 가느다란 모세혈관들과 연결되어 있다. 이 모세혈관들은 혈액뇌장벽의 일부로서 핏속에 산소와 영양분을 실어서 뇌조직으로 보낸다. 세포 밖을 떠다니는 칼륨은 평활근에 작용하는데, 평활근은 세동맥 벽을 이뤄서 근육을 수축시킨다. 따라서 그 부위의 혈류가 느려지고 뇌조직으로 가는 산소량이 줄어들며, 신경 활동 억제가 연장되는 것이다. 혈류가 느려지면 높아진 칼륨 수치가 원활하게 내려가지 못하게 되고, 칼륨이 세포 밖에 머무는 시간은 더 길어지고 만다. 농도가 더 짙어지면 혈관이 더더욱 수축되니, 해당 부위의 활동 억제 상태가 길어지면서 허혈이 생기는 악순환이 지속된다.

이러한 신경세포의 침묵 상태는 몇 분 정도 이어지지만, 정상 활동으로 복귀하려면 시간이 최대 30분까지 걸린다. 국지적 혈류 변화와 그로 인한 저혈량증은 피질 확산성 탈분극과 그에 따른 억제 과정에서 관찰되는 신경학적 변화를 쫓아가는 듯 보인다. 1981년에 덴마크의 신경학자 예스 올레센은 이 현상에 '확산형 핍혈'[2]이라는 이름을 붙였다. 이것은 피질 확산성 억제가 조짐 편두통의 근본적인 기전이라고 처음으로 제시한 연구 중 하나이며, 그가 코펜하겐 급성두통클리닉을 설립하기로 결심하는 과정에도 큰 영향을 미쳤다. 그는 이 클리닉을 통해 코펜하겐에서 극심한 두통을 겪는 사람들에게 도움을 주는 것은 물론, 동료들과 함께 이론을 시험하기 위한 값진 데이터를 얻을 수 있었다. 예스는 이 저혈량증이 신경 흥분 파동과 같은 속도로 확산되며, 환자에 따라 30~60분간 지속되는 것을 발견했다. 예스가 관찰한 현상을 두 가지 더 알아보자.

1. 외피 혈류는 조짐이 끝난 다음과 두통 초기 단계에서 계속 줄어들었으며, 2~6시간 후에 부분적으로 혈류가 늘어났다.
2. 두통이 생기는 면은, 주로 혈관 변화가 생기는 면과 일치했다.

이것은 칼륨을 범인으로 지목하기 좋은 증거다. 칼륨은 세동맥의 침해 수용기, 다시 말해 삼차신경에 직접 작용하기 때문이다. 따라서 편두통의 조짐 증상에 이은 두통 단계에서 생성되는 통증은, 뇌에서 발생하는 무언가에 기인하며 (다른 종류의 두통들과 달리) 순수한 혈관 문제가 아니다. 혈류가 20~25퍼센트 줄어드는 정도는 편두통 통증의 주요 현상을 불러올 만큼 강력하지 않다고 추정되지만, 자기 자리에 있는 칼륨을 붙잡아서 이 이온들로 하여금 침해 수용기에 최악의 작용을 하게 하고, 한 장소에 치명적으로 몰려 있게 만드는 역할을 한다. 그렇다면 통증수용기가 활성화되면 무슨 일이 생길까? 뇌는 우리가 위험에 처했다고 생각하고 여기에 대처하기 위해 강한 염증을 일으킨다. 이러한 염증에는 이제 우리에게 익숙한 프로스타글란딘, 히스타민이 가득한 비만세포, 산화질소 등이 포함돼 있으며, 모두 혈류를 다시 조절하기 위해 혈관을 확장시키는 역할을 한다. 피질 밖에서 일어나는 변화는 여기서 그치지 않는다. 위협에 대한 자율 반응에 관여하는 시상하부가 활성화되며, 도파민과 신경펩타이드 Y 농도가 증가한다. 뇌간은 감각 통증 신경세포의 모든 세포체가 모여 있어서 활발하게 움직이는 영역인데, 이러한 뇌간에서 일어나는 활동 또한 시상하부와 긴밀하게 연결되어 있다. 피질 확산성 탈분극 및 억제를 통해 특정한 단백질 생성이 촉진되고 이렇게 해서 생긴 단백질이 뇌간 활동과 시상하부의 연결고리가 되어주기 때문이다. P 물질과 산화질소 같은 신경펩타이드와 칼시토닌 유전자 관련 펩타이드(줄여서 CGRP라고 부르며, 205~207쪽에서 더 자세히 다룬다)가 분비되며, 이 물질들은 뇌를 감싸는 뇌막 안에서 염증 반응이 영구적으로 일어나게 만들어 해당 부위에 혈관 확장을 초래한다. 또한 중경막 동맥은 '삼차 부교감신경 반사 작용'을 통해 확장된다. 삼차신경의 감각이 활성화되면, 뇌후두부 대부분에 영양분을 공급하고 전두부에도 혈액을 공급하는 혈관이 확장된다.

이 모든 일이 일어나는 동안 우리는 통증 신호를 인지하지 못한다. 슬개골 바로 밑을 툭 치면, 그 자리에 있는 힘줄이 긴장했다고 착각하고 이를 보호하려는 반사 작용으로 다리가 펴지는 것과 같은 이치다.

조짐 증상, 그리고 이러한 지각 장애를 일으키는 뇌 활동은, 그 이후 머리의 특정 부위에서 고전 편두통 통증이 발생하는 원인을 명료하게 보여준다. 하지만 조짐 증상 없이도 똑같은 편두통 증상을 겪을 수 있다. 그렇다면 비전형 두통은 순수한 혈관성 두통인 걸까? 뇌의 기저에서 변화가 생겨서 통증(여느 두통처럼 혈관에서 비롯되는 그런 통증)이 생길 만한 상황을 유발하지 않는 그런 두통이란 말인가? 킹스칼리지 런던의 피터 고즈비는 모든 편두통이 뇌 속 활동과 화학적 변화에서 출발한다고 믿는다. 그는 모든 편두통 환자의 뇌에서 피질 확산성 탈분극이 발생하며, 이것을 지각 장애의 형태로 경험하지 않는 경우도 있을 뿐이라고 주장한다. 타이베이 국립양밍대학교의 앤드리아 해리엇은 이 주장을 아름답게 표현한다. 그는 조짐을 인지하지 않는 편두통 환자의 뇌 속에서도 전기적·화학적 변화가 일어나는 경우가 있지만, 그들의 '피질이 미숙해서 지각 장애가 느껴지지 않는 것'이라고 말했다. 눈앞에서 문이 사라지는 경험을 했던 벤 같은 사람이, 44년 동안 편두통을 수없이 앓아왔지만 조짐 증상은 세 번밖에 겪지 않은 이유도 이렇게 설명할 수 있다.

이 지긋지긋한 통증

편두통으로 인한 통증은 보통내기가 아니다. 편두통에서 '편偏'은 치우칠 편을 쓴다. 이름 그대로 편두통은 한쪽 머리에서만 통증이 느껴지는 두통이다. 항상 한쪽, 그것도 한 부분만 아플 수 있지만 꼭 그런 것만도 아니다. 통증이 한쪽에서 다른 쪽으로 옮겨 가는 경우는 거의 없지만, 통증 단계가 진행되면서 결과적으로 머리 전체가 아플 수 있다.

편두통 환자가 머리가 지끈거린다고 호소하는 통증은 보통 이마를 중심으로 관자놀이를 향해 퍼져 있지만, 실제로는 머리 전체에서 통증을 느낄 수 있다. 그래도 뒤통수는 통증을 호소하는 일이 가장 적은 부위다(머리 뒤쪽이 아픈 것은 오히려 눈이 피로하다는 뜻이다. 후두부는 초기의 시각 처리가 이루어지는 부위이기 때문이다). 지끈거림 뒤에는 주로 심장박동이 느껴지며, 이는 뇌에서 혈관이 극도로 확장되었다는 뜻이다.

내 안의 악마

인류가 편두통 통증을 묘사해온 역사는 5000년도 더 전, 메소포타미아가 낳은 수메르와 바빌로니아 문명까지 거슬러 올라간다. 이들이 쓴 시에서 편두통은 광선 공포증(빛을 두려워하는 증상), 구역질, 구토, 얼굴에서 느끼는 긴장감과 동등한 상태로 치부되었다. 5000년 전에는 편두통에 생리학적으로 포획된 사람을 보며 귀신이 씌었다고 생각했으리라 상상해볼 수 있다. 그들은 악마를 범인으로 지목했다. 특히 메소포타미아에서는 아사쿠[3]라는 악마가 간질과 두통(두 질환이 유전적으로 관련 있음을 알고 보면 재미있는 일이다!)과 전염병을 일으키며 오한, 한기, 황달, 탈진의 형태로 모습을 드러낸다고 생각했다. 편두통을 치료할 땐 주문을 외우거나 두개골을 잘라내는 수술을 했고, 두개골에 구멍을 내서 해로운 피와 악마를 내보내기도 했다. 고고학자들에 따르면 초기 인류가 살았던 어디에서나 신석기 시대부터 이런 의료 행위가 만연했다고 한다.

그런 행위를 하는 이유는 시대에 따라 달라졌겠지만 말이다. 편두통이 이렇게 오래된 질환이라는 점을 생각하면, 이렇게 쓸모없는 병이 인간의 진화 과정에서 탈락하지 않고 유전자에 용케 남아 있다는 사실이 흥미롭다. 우리가 머리에 구멍이라도 뚫린 것 같은 이 고통을 품고 살 수밖에 없는 이유가 분명히 있을 것이다. 이 부분은 나중에 다시 다루겠다.

어쨌든 적어도 편두통 초기 단계에는 한쪽에서만 통증을 느낀다. 그 이유는 무엇일까? 그 답은 우리의 정다운 친구 연관통에 있다. 뇌막, 피부, 근육에서 통증 신호를 실어 나르는 신경섬유는 모두 한 영역에 뭉쳐 있고, 뇌의 넓은 영역에서 나올 수 있다. 심장에서 나오는 통증 신호(아마도 심장 근육에 산소가 부족해서)가 '심장이 아픈' 것으로 인지되지 않고 '왼쪽 팔이나 턱이 아픈' 것으로 인지되는 것과 같은 원리다. 심장에서 나오는 감각신경이 팔, 턱에서 나오는 통로와 결합되어 있고, 뇌는 두 통로를 구별하지 못한다. 그래서 편두통이 시작되면 한 부위에서 집중적으로 통증을 느끼며 그 위치는 환자의 해부학적 구조에 따라 달라진다.

두통 단계에서 편두통 통증 신호가 생성되는 방식은 세 가지다. 첫째, 위험이 있음을 나타내면서 혈관벽 자체가 확장된다. 둘째, 염증을 일으키는 물질들로 인해, 삼차신경의 말초지가 평소보다 통증에 훨씬 민감해지는 것일 수도 있다(그리고 삼차신경은 머리 전체에 퍼져 있다). 셋째, 그 말초 수용기들이 정신없이 날뛰는 탓에 뇌간의 척수 삼차신경핵에 과부하가 걸리는 것이다. 이 활성화 작용은 시상[4]이라고 하는 거대한 신호 분류 장소와의 연결 부위들을 통과하는데, 시상은 시상하부 위에 자리해 있으며(시상하부는 말 그대로 시상의 '하부'에 있다), 뇌 전체와 해부학적으로 연결되어 있다. 이런 점을 생각하면 편두통이 다른 많은 증상을 일으키는 이유를 알 수 있다. 시상을 통과한 활성화 작용이 운동 피질로 가면 근육을 통제할 수 없게 되며, 주로 얼굴 근육이 영향을 받는다. 몸을 움직여보려고 하면, 이미 정신없이 바쁜 뇌 영역에 다른 일까지 보태려고 하는 셈이므로 통증이 더 심해진다. 두정엽이 자극되어 있기 때문에 정신이 둔해지고 집중력이 떨어진다(A 지점에서 B 지점에 도달하기 위해 계획을 세운다는 목표를 이루는 작업에 두정엽을 이용할 수 없다는 뜻이다). 체성 감각피질이 활성화되면 머리가 아픈 것은 물론 몸이 따끔거리고 멍해지며, 몸이 다른 곳에 닿기만 해도 쓰릴 정도로 촉각이 예민해진다. 측두엽이 말썽을 부리면 같은 식으로 소리에 예민해진다. 잠시 기억을 잃고, 냄새에 극도로 민감해질 수도 있다. 그중에서도 최고는 역시 광선 공포증이다. 시각피질이 과활성화된 경우, 빛에 의한 활성화 작용이 조금이라도 추가되면 과도한 흥분이 발생해서 통증 반응이 더 연장되고 만다. 이렇게 해서 피질의 대참사가 완성된다(이제 혀도 꼬일 차례다).

피질 아래 구조도 취약하기는 마찬가지다. 예를 들어 뇌간의 삼차신경핵은 몸 전체의 자율신경계와 내분비 호르몬 체계를 통제하는 시상하부의 여러 영역과 연결되어 있다. 구역질, 구토, 식욕 변화와 같이 전신에서 반응이 일어나는 이유다. 아주 흥미롭게도 우리 머릿속에는, 시상하부와 마찬가지로 시상 밑에 자리한 불확정 영역이라는 곳으로 확장되는 통로가 있다. 앞서 4장에서 이 영역에 대해 이야기했다. 불확정 영역은 주관적인 통증 경험에 관여한다고, 즉 통증의 한계점을 결정짓는다고 알려지기 시작한 부위다. 캄캄한 방에서 맨발로 레고 블록을 밟는 것은 출산을 제외하고 인간이 겪을 수 있는 가장 괴로운 통증이다(내 경험상 그랬다는 뜻이다). 하지만 불확정 영역이 활성화되는 한계점이 높은 사람이라면 레고를 아무렇지 않게 떼어낼 수도 있다. 우리 몸에서 나오는 천연 진통제라 할 수 있는 내인성 아편 유사제의 수치도 뇌가 통증의 강도를 판단하는 데 큰 영향을 미친다. 하지만 불확정 영역은 만성 통증에도 관여한다.

세계적으로 유명한 통증 전문가 샘 엘다베에 따르면 신경 압박, 디스크 이탈 등으로 척수 수술을 받은 사람들이 몇 년 뒤 통증이 재발했다며 다시 병원을 찾는 경우가 있다고 한다. 하지만 검사를 해보면 통증을 유발할 만한 신체적 이상이 전혀 없었다. 척추는 멀쩡하고 아무런 저해 요소도 없다. 이것이 만성 통증이다. 병원에서는 사람들이 통증에 대처하도록 도와주는 수밖에 없다. 그런데 이게 무슨 일일까? 환자가 통증을 인지하는 순간 불확정 영역이 저절로 활성화되는 것이다. 그러므로 우리는 통증의 감각적 요소(체성 감각피질)와 정서적 요소(불확정 영역)를 분리시킬 수 있다. 한평생 편두통을 연구해온 하버드의과대학교 로드리고 노세다 교수의 말처럼, 편두통이 생기는 과정에서 불확정 영역이 직접적으로 활성화되며, 모든 통증을 인지하게 하는 즉각적인 기전이 존재한다. 아주 엉망진창이다! 이 단계가 잦아드는 데는 4시간에서 최대 72시간이 걸리는데, 물론 공격받기 전 환자의 생리적 상태에 따라 더 오래 걸릴 수도 있다. 심지어 여기서 끝이 아니다.

끝날 때까지 끝난 게 아니다: 후구 증상

편두통이 생겼을 때 치료를 받지 않으려면 이 단계를 거쳐야 한다. 이것은 뇌가 자연적으로 통증을 차단하는 단계다. 뇌는 도파민, 세로토닌, 천연 엔도르핀(모르핀 등의 마약성 진통제처럼 작용하는 물질) 등을 분비해서 통증을 잡고 뇌 속 삼차신경 통로를 진정시켜, 결과적으로 시상하부 통로를 통해 구역질을 가라앉힌다. 그럼 이제 후구 증상을 겪을 차례다. 기운이 없고, 정신이 멍하다. 2 더하기 2는 4인 것 같긴 한데 그게 지금 중요한가? 말 그대로 두통에서 깨어나는 숙취 단계이며, 전혀 즐겁지 않은 시간이다. 하지만 이 단계에서 희열을 느끼는 사람도 있는데 이것은 통증을 없애기 위해 필요한 엔도르핀과 통증 신호를 차단하기 위해 필요한 도파민이 동시에 분출되기 때문이다.[5]

이 '몸이 고장난' 것 같고 '좀비가 된 듯한' 기분은 통증이 정점을 찍은 다음부터 시작된다. 통증은 사그라들고 있지만, 아직 더 넓은 부위의 시상하부 기능이 정상으로 돌아오지 않았다. 호르몬은 여기저기 널브러져 있다. 후구 증상 지속 시간은 이 호르몬들이 얼마나 흐트러져 있는지에 달려 있다. 호르몬이 이렇게 신체 전반에 두루 영향을 미치는 것은, 굉장히 상호 의존적인 체계에 따라 신체 기능 대부분을 통제하기 때문이다. 킹스칼리지 런던에서 피터 고즈비와 함께 박사과정을 밟고 있던 피아리 보즈는 최근 기능적 자기공명영상을 사용해서(127~128쪽 참조) 후구 증상 단계에서 뇌 주위의 혈류가 눈에 띄게 떨어진다는 사실을 보여주었다. 지금까지 확장된 모든 혈관을 자율신경계가 수축시켜야 한다는 점을 생각하면 놀랍지도 않은 현상이다! 그리고 이 증상을 무시하는 것은 바람직하지 않다. 이런 증상이 나타나는 건 우리에게 할 말이 있기 때문이다. 정신적으로 피로한 것은 신경전달물질이 보급이나 균형 조정을 필요로 한다는 뜻이다. 이럴 때 쉬거나 자는 것이 좋다. 물을 충분히 마시고 건강한 식습관을 가지는 것은 정신적·신체적 피로 회복에 도움이 된다.

우리 몸에게 시간을 주자. 뇌에서 아주 요란한 전투를 치른 상태이고, 온몸이 너덜너덜해졌으니 이제는 회복할 시간이다. 이때 제대로 회복하지 않으면 호르몬과 신경전달물질이 흥분 상태를 유지해서 편두통이 다시 찾아올 것이다. 그것도 생각보다 더 빨리.

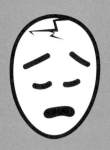

7장

편두통은 왜 생기는가

우리가 해야 할 일

앞 장에서 본 것과 같이, 편두통은 다른 두통 유형에서 알아보았던 통로, 뇌 구조, 신경전달물질, 호르몬 상당수가 관여하며 뇌와 몸 전체를 아우르는 질환이다. 이 요소들이 모여서 암흑의 교향곡을 펼쳐낸다. 이렇게 많은 요인이 관여하니 편두통의 원인이 가지가지인 것도 당연하다. 인류는 생각을 시작한 이래로, 어떤 사람이 편두통을 앓고 어째서 이런 고통이 따르는지에 대한 해석을 발전시켜왔다. 역사 기록을 통해 과거 어떤 사람이 편두통을 앓는다고 생각했는지, 무슨 짓을 했길래 그런 고통을 겪는다고 판단했는지 유추해볼 수 있다.

천년 전에도 인류가 편두통을 앓았다는 증거가 있으니, 우리 삶에 이런 공포를 불어넣는 악당의 정체가 무엇인지 알아볼 자료가 풍부하다고 짐작된다. 그런 면에서 고대 악마들은 신중함이 부족했던 것 같다. 편두통에 시달리는 사람들 개개인의 특성을 분석한 기록이 없는 것을 보면 말이다. 19세기부터 나온 문헌은 종종 현대의 과학 및 임상 연구에서 묵살되거나 무시될 때가 많은데, 이런 옛날 기록에는 편두통에 따른 다양한 고통과 이제는 찾아보기 힘든 생생한 묘사도 함께 기록돼 있다. 굳이 과거로 돌아갈 필요는 없지만 과거의 기록을 등한시하는 것은 금물이다.

현대에 돌아보는 고대의 사유

옛날 문헌에는 편두통의 원인에 대한 이론과 증상을 다룬 기록이 많다. 예를 들어 기원전 400년에 편두통 조짐을 최초로 기술한 히포크라테스[1]는 두 가지 이론을 제시했는데 그중 첫 번째는 '체액'이었다. 히포크라테스의 이론에서 체액은 몸속에 있는 네 가지 액체를 말한다. 바로 피, 가래, 황담즙, 흑담즙이다. 이 네 가지 액체가 균형을 이뤄야 건강이 유지된다. 이 체액의 균형이 깨졌을 때 병이 생기며, 때로는 피를 뽑는 방혈이나 배변을 시키는 하제를 통해 체액을 배출해야 했다.

몇백 년 후인 서기 1세기에는 저명한 그리스인 의사 카파도키아의 아레테우스가 다른 이론을 제시했다. "이 증상의 원인은 추우면서 건조한 것이다." 문제가 해결됐다. 따뜻하고 습한 상태만 유지하면 편두통을 막을 수 있다! 그렇게 간단한 문제라면 얼마나 좋았을까?

서기 6세기의 의사 트랄레스의 알렉산더는 체액으로 돌아와서 황담즙과 흑담즙, 통틀어서 담즙 체액이 너무 많을 때 편두통이 생기는 것일 수도 있다고 이야기했다. 어떤 이유로든 황담즙과 흑담즙이 위장으로 이동하면 배 속이 시끄러워진다는 생각이었다. 변비도 역시 편두통의 전조라고 판단했다. 치료법은 구토를 유발하는 구토제, 배변을 유도하는 하제, 피를 뽑는 사혈을 통해 이 체액을 제거하는 것이었다.

체액 이론이 아주 틀리지는 않다. 실제로 간과 쓸개에서 담즙이 나와서 기름기 많은 식품을 분해한다고 하지만, 트랄레스의 알렉산더가 틀린 이유는 몹쓸 기름진 음식을 먹는 사람들이 편두통을 앓는다고 분류했기 때문이다. 그래서 편두통 환자에게 기름지고 단백질이 많이 들어간 버터, 고기 파이, 버터 바른 토스트, 맥주 같은 음식을 삼가는 담백한 식습관을 권했다. 어떤 이에게는 이런 처방이 삶의 기쁨을 모조리 포기하라는 뜻이기도 했다. 예를 들어 18세기 영국의 퀘이커 교도 존 포더길 같은 금욕주의자들은 이 이론을 통해 한평생 앓아온 편두통으로부터 구원받고, 금욕적 방식과 교리를 확인받는다고 여겼다.

히포크라테스가 내세운 편두통의 두 번째 원인은 자연과의 '교감'이다. 이 발상은 체액 이론으로 발전했고, 기원전 400년에 확고히 자리잡았다. 하지만 체액 대신 위, 창자, 자궁 등 특정 신체 기관에 초점을 맞췄다. 이 기관에서 출발해 몸 전체와 무의식적으로 소통해서 불쾌감을 퍼뜨리는 무언가가 있다. 그리스인들은 이것을 '교감'(이 단어의 뿌리는 '느낌' 또는 '질병'을 뜻한다)이라고 불렀고, 로마인들은 이것을 '합의'(감각들의 동의)라고 불렀다.

이 이론에서 흥미로운 점은,[2] 그 옛날부터 머리와 머리에서 발견되는 현상을 몸에서 발생하는 현상과 연결지었다는 것이다. 이 개념은 그 시대를 지배했던 철학과 결이 맞지 않았으며, 그 철학 자체도 대대로 명맥을 이어갔다. 히포크라테스의 시대가 끝나고 얼마 지나지 않아 아리스토텔레스는 뇌가 마음과 연결되어 있을 리 없다고 설득력 있게(그리고 틀리게) 주장했으며, 마음과 몸이 연결되어 있을 수 있다는 생각은 17세기까지도 받아들여지지 않았다. 그 시절에는 대신 이원론이 인기였다. 1600년대 초에 프랑스인 르네 데카르트가 지지한 이원론은 두 가지 독립체가 우리 행동을 통제한다고 보았다. 그 두 가지는 바로 마음(마음이 뇌와 관련 있는지는 여전히 알 길이 없었다)과 몸이었다.

교감 이론을 바탕에 두면, 메스꺼움이나 입맛 저하처럼 생리통과 일치하곤 하는 편두통의 여러 증상을 설명할 수 있다. 1600년대 중반에 활동했던 영국인 의사 토머스 윌리스는 예리한 임상 관찰 결과에 해부학적 조사를 곁들여서 편두통에 대한 이해를 발전시켰다.[3] 토머스가 편두통을 기술하기 위해 사용한 언어는 구체적이고 흥미롭다. 그는 '이 질병으로 최악의 벌을 받고 있는' 한 환자('최고로 우아한 숙녀')를 두고, 그의 '불쾌감'(여기에서는 '못된 성질'을 의미)이 "뇌의 경계 근처에 자리를 깔고" "아주 오랫동안 성을 포위하고 있었지만 아직 성을 점령하지는 못했으며, 그 몸져누운 여인의 (…) 영혼의 본연은 더없이 단단했다"고 기술했다. 내가 이런 언어로 과학 논문을 쓴다면 학계에 발도 못 붙여보고 이슬처럼 사라질 것이다. 상상도 할 수 없는 일이다. 이것이 정녕 과학의 진보란 말인가? 하지만 토머스는, 편두통이 사람을 옴짝달싹 못하게 만들 수는 있어도 근본적으로 치명적인 병은 아니라는 사실을 정확하게 간파했다. 이제 우리는 편두통의 원인이 제시되어 있을지도 모르는 이론들을 살펴볼 것이다. 정신적 문제일까? 체질적으로 기운이 달리는 것일까? 행동에 문제가 있는 걸까? 베이컨 샌드위치를 좋아해서? 원래 그렇게 태어난 건가? 토머스는 편두통의 원인을 매우 간결하게 설명한 적도 있지만 정확한 답을 제시하지는 못했다.

……신체 부위가 체질적으로 약하거나 악랄한 것. (…) 선천적 또는 유전적. 팔다리나 내장에 생긴 염증. (…) 계절적 기온 변화, 해와 달의 방향. 격정적인 열정, 식단의 문제.

거의 모든 원인이 포함되어 있지 않은가? 게다가 선행 조건과 행동 조건까지 결합했다. 이를 좀더 자세히 살펴보자.

내가 문제야?

편두통 체질인 사람들은 어떻게 생겼을까? 길거리에서 편두통으로 극심한 고통을 앓고 있는 사람을 알아볼 수는 있어도, 평소 편두통을 달고 사는 사람을 골라낼 수는 없다. 관찰에 따른 상관관계로 미루어볼 때, 다음의 임상적 특징 중 진실은 무엇일까?

1. 편두통은 키가 160센티미터 이하인 사람들에게 훨씬 흔하다.

2. 머리숱이 많으면 편두통이 심하다.

3. 편두통은 여성이 더 많이 앓는다.

4. 젖꼭지가 뒤집혀 있으면 편두통을 앓을 가능성이 높다.

5. 머리칼이 붉은 여성이 편두통을 많이 앓는다.

진실이든 거짓이든 모두 과학 문헌에 보고된 특징으로, 학문 연구의 고질적인 문제를 잘 보여준다. 상관관계와 인과관계를 헷갈리는 것이다. 모낭이 많은 사람들이 편두통을 더 많이 앓는다는 상관관계가 있다고 해서, 머리숱이 많은 것이 편두통의 원인이 될 수는 없다. 반면 편두통 환자 중 남성보다 여성이 더 많은 것은 사실이지만, 이것은 호르몬과 관련돼 있다(나중에 다루도록 한다). 여기에는 여성의 생리학과 관련된 원인이 있다.

뉴욕에서 활동했던 정신과 의사 그레이스 투렌과 조지 드레이퍼는 1934년에 저술 과정에서 고전적 편두통 유형을 정의하려고 하면서, 두개골이 둥글납작하고 지능이 높지만 감정적으로 불안정한 사람이 편두통을 앓는다고 지목했다. 이렇게 호르몬과 연관 지은 덕분에 1900년대 (대부분 남성인) 임상의들은, 자신들은 당연히 편두통을 겪지 않고 여성이라는 종만을 문제 삼으며 특히 체형과 지적 능력을 원인으로 들었다.

1959년에 미국인 내과의사 월터 알바레스는 '편두통이 있는 여성 환자에 대한 몇 가지 특징'을 썼다. 관찰 결과 그런 여성들은 가녀리고, 몸매가 좋고 가슴이 탱탱하며, 열정적이고 사교계에서 굉장한 매력을 발산한다고 했다. 그들은 나이가 들어도 아름다웠다. 월터가 임상을 통해 관찰한 그런 여성의 모습이 사실이라면, 누군들 편두통을 마다할까?

심리학적 기반에 대한 논의는 마찬가지로 관찰의 상관관계와 인과적 귀인 사이에서 합쳐진다. 또 다른 미국인 의사 허먼 셀린스키는 1939년에 저술한 글에서 편두통이 혈관 변화와 관련 있음을 받아들였지만, 그는 이 영역의 치료법을 개발하기 위해 자신의 편두통 환자 200명 사이에서(여성과 남성의 비율은 4 대 1이었다) 공통적으로 나타나는 심리적 요인을 이해하고 싶어했다. 허먼은 편두통이 환자가 나쁜 상황에서 벗어나려 애쓰는 기제라고 볼 수 있으며, 동정심을 자아내기 위해 편두통이 이용되었다고 주장했다. 편두통을 유발한 상황에 느껴야 마땅한 분노라는 감정을 자아내는 대신 말이다. 허먼은 삶이 고단한 가정주부가 편두통을 앓기 쉽고, '경제적 형편이 어려운 상황에서 독박 육아'로 인해 지적 능력을 발휘할 수 없는 사람이 더 심한 편두통을 겪을 것이라고 판단했다. 스트레스를 해소할 윤리적·도덕적·사회적 통로가 없다는 이유였다.

당시에는 이런 생각이 타당하게 느껴졌는지 몰라도, 편두통의 진짜 '원인'을 알려주기보다는 편두통의 '기능', 즉 이 질환이 어떤 역할을 하는지 설명하는 쪽에 가까웠다. 이 이론에서 우리가 추론할 수 있는 가장 유용한 사실은 이런 상황이 편두통과 함께 발생했다는 것이지만, 당시의 인구통계는 고단함을 느끼는 모든 가정주부가 편두통을 앓았다는 주장을 뒷받침하지 않는다. 자신의 스트레스를 이런 식으로 드러내는 사람들에게는 어떤 특징이 있었을까? 스트레스가 유일한 원인이었을까? 그레이스 투렌, 조지 드레이퍼, 허먼 셀린스키를 비롯한 1930년대 의사들이 만난 환자들의 성향은 이랬다.

……주로 지적인 유형으로 걱정이 많고, 엄숙하고, 야망이 가득하며, 책임감이 투철하고, 비판에 예민하고, 일이나 책무에 있어 철두철미하다. 나아가 여성들 중에는 성적 만족을 느끼는 능력이 없는 경우가 많다.[4]

이런 틀 안에서 편두통은 정신생리학적 결과로 비춰졌고, 그런 논리적 비약 때문에 근본적인 원인을 정의하기가 어려워졌으며 원인이 묻히기도 했다. 젖꼭지가 뒤집어졌다거나 머리색이 붉다고 편두통이 생기지는 않는다. 이것을 지능이 높다거나 성기능 장애가 있을 수 있는 경향과 하나로 묶어주는 통합적 요소가 있는가? 그 당시의 임상 관찰과 그 안에 존재하는 사회적 압력을 분리하는 것이 가능한가? 똑똑한 사람만 편두통을 앓는다는 말이 정말 사실일 수 있을까?

1971년이 되어서야 윌리엄 워터스의 전염병 연구를 통해 이 근거 없는 믿음이 깨졌다(전염병학을 뜻하는 영어 단어 'epidemiology'는 '병이 널리 퍼진다'는 뜻의 그리스어 epidemia에서 유래했다. 전염병 연구에서는 질병 발생, 확산, 통제와 건강 장애에 대해 탐구한다). 그가 선정한 표본인 남웨일스 주민들 사이에서는 편두통을 앓는 사람이 그렇지 않은 사람보다 더 똑똑하다는 증거가 전혀 나오지 않았다. 하지만 다른 실마리가 보였다. 사회적 지위가 더 높고 지적 능력이 더 뛰어날수록 병원에 더 많이 간다는 사실이었다. 1950년대 이전에는, 적어도 영국에서 병원은 몸이 아프다고 해서 누구나 갈 수 있는 곳이 아니었다. 그래서 존 포더길을 비롯한 역사 속 인물들은 음식을 과하게 먹고 거드름을 피우며 영리한 사람들만 편두통을 앓는다는 왜곡된 관점을 가졌던 것이다. 알고 보니 편두통은 지적 능력과 아무런 상관이 없었다.

완두콩이 준 가르침

좀더 생물학적으로 접근하자면, 가장 먼저 보이는 것은 토머스 윌리스가 1654년에 예측한 유전율이다. 가족 내에서 유전형질은 물론 질환이 우세하게 나타나는 것은 고대부터 알고 있던 사실이지만, 우리가 유전학이라고 부르는 과학 분야는 19세기 후반에 그레고어 멘델이 등장하면서 비로소 형태를 갖췄다(유전학을 뜻하는 영어 단어 'genetics'는 그리스어로 기원을 뜻하는 'genesis'에서 유래했다).

그레고어는 모라비아(지금의 체코 공화국)에 사는 아우구스티누스회 수도사였다. 그는 1856년부터 7년간 높이, 형태, 색 등의 특성이 서로 다른 완두콩을 교배 및 교차 교배하고 관찰했다. 그 결과 어느 형질이 어떤 비율로 자손에게 유전되는지를 결정하는 보이지 않는 '인자'가 있음을 알게 되었다. 예를 들어 녹색 완두콩과 노란 완두콩을 교차 교배하면, 1대 자손으로는 노란 완두콩만이 나왔다. 이것이 '우성 형질'의 예다. 노란색이 무조건 이긴다. 하지만 신기하게도 다음 세대에서는 노란 완두콩이 3알, 녹색 완두콩이 1알 나왔다. 녹색이 완전히 패배하지는 않은 것이다. 이때 녹색은 뒤에 숨어 있는 형질이다. 그레고어는 이것을 '열성 형질'이라고 불렀다. 그는 이 보이지 않는 인자를 '유전 단위'라고 불렀지만 그 정체는 알지 못했다.

그는 1866년에 연구 결과를 발표했는데, 당시 이 논문이 대중에 공개된 것은 천만다행이었다. 논문이 발표되지 않았다면 그 안에 담긴 지식은 지금쯤 모두 사라지고 없었을 것이다. 1884년에 그가 숨을 거두면서, 수도원장으로서 지방 정부와 벌이던 세금 분쟁에 종지부를 찍기 위해 논문을 몽땅 태워버렸기 때문이다.[5]

오늘날 우리가 알고 있는 유전 또는 '유전자' 단위가 더 명확하게 정의된 것은 그로부터 30년 뒤, 멘델의 연구가 재발견되면서였다. 염색체, 또는 모든 세포의 세포핵 안에 있는 유전 물질 위에 자리한 유전자는 어떤 단백질이 형성되는지를 결정한다. 이 단백질은 우리 몸에서 볼 수 있는 모든 물질의 구성 요소다. 5장에서 다뤘던 것처럼, 환경도 여기에 일조한다. 예를 들어, 똑같은 유전자를 지닌 식물에 하나는 물을 넉넉하게 주고 다른 하나는 제대로 주지 않으면 물을 준 식물만 키가 껑충하게 자랄 것이다.

또 다른 예는 최초의 복제 양 돌리Dolly다. 1996년에 태어난 돌리는 유전 물질이 담긴 원세포를 기증한 암양과 외모가 달랐다. 스코틀랜드 로즐린 연구소에서 키스 캠벨과 이언 윌멋이 이끈 팀은 46개 염색체가 모두 있는 다양한 체세포 사용을 시도했지만, 결국은 유방 세포를 사용했다. 이 세포를 젖샘에서 가져왔기 때문에 복제 양의 이름은 돌리가 되었다.[6]

돌리는 자연적인 방식으로 자식을 여섯 마리 낳고(보니, 쌍둥이 샐리와 로지, 세 쌍둥이 루시, 다시, 코튼) 6년 반 정도를 살고 세상을 떠났다. 핀 도어셋Finn Dorset 종의 양이 보통 11~12년까지 사는 것을 감안하면 꽤 짧은 삶이었다. 돌리의 유전적 엄마, 그러니까 첫 번째 '엄마'였던 흰 얼굴의 핀 도어셋 양이 젖샘세포를 '기증'했던 나이가 여섯 살이었기 때문에, 사실 돌리는 태어난 날 이미 여섯 살이었다. 돌리의 DNA에는 이 사실을 입증하는 노화 관련 특징이 몇 가지 있었다. 하지만 키스와 이언은 가장 설득력 있는 증거가 다른 곳에 있다고 보았다. 돌리는 네 살 때부터 관절염을 앓았다. 물론 관절염은 노화와 관련된 질환이고 네 살짜리 양에게 나타나는 건 드물었다. 하지만 돌리가 죽은 이유는 폐선암이라는 폐암의 일종이었다. 이 병의 원인은 야그지크테[7] 양 레트로바이러스라는 바이러스다. 양, 특히 돌리처럼 실내에서 생활하는 개체가 흔히 전염된다. 레트로바이러스는 세포핵에 들어가서, 세포 분열을 통해 자기 복제를 해 DNA를 바꾼다는 점에서 위험하다. 이 병은 전염되기 때문에 돌리와 같은 무리에 있던 다른 양들도 같은 병으로 죽었다.

돌리의 '엄마'는 난자를 기증한 암양이다. 그 세포에 있던 유전 물질은 모두 제거되었다. 성세포라서 염색체가 23개밖에 들어 있지 않았기 때문이다(116~117쪽 참조). 기증된 성세포는 무한대로 세포 분열을 하도록 구성된 유형이다(줄기세포라고 한다). 이러한 세포 분열이 필요한 것은, 몸의 겉과 속을 이루는 요소를 전부 만들어내기 위해 있어야 할 모든 세포를 생성하기 위해서다. 그래서 돌리의 유전적 '엄마'의 DNA를 난자 '엄마'의 난자에 착상시켰고, 이 모든 것을 돌리를 출산한 세 번째 '엄마'의 자궁에 이식했다. 난자 '엄마'와 출산 '엄마' 모두 스코틀랜드의 검은얼굴양이었다. 277번의 시도 끝에 태어난 유일한 양 돌리는 흰 얼굴의 핀 도어셋 종이었다. 이렇게 해서 종을 결정하는 것은 유전 물질임이 입증되었다. 하지만 돌리가 살았던 환경(세 엄마와는 전혀 다르게 궁궐 같은 실내에서 응석받이로 자랐다)을 생각하면, 그 유전자가 다른 방식으로 발현될 수 있음을 보여줬다고 할 수 있다.

유전학의 하위 분야

환경과 유전학의 상호작용은 집단 유전학이라는 하위 분야이며, 집단 유전학은 유전형질, 특히 질병이 진화 과정에서 어떻게 유전되는지를 볼 수 있는 흥미로운 학문이다.

반면 후생 유전학은, 특정 단백질에 대한 암호를 가지고 있는 DNA는 바뀌지 않으면서(레트로바이러스와 비슷하게) 유전자와 그 활동이 변화하는 것을 연구하는 학문이다. 이 인자들은 그레고어 멘델이 밝혀냈던 유전형질 위에 자리하며, 자손에게도 전해질 수 있다.

편두통이 유전인지에 대한 연구는 비교적 늦게 시작됐다. 편두통에 대해 깊이 생각해본 적 있는 사람이라면 누구나 이 질환이 가족력이 있다고 합리적으로 추론할 수 있다. 한 가족 내에서 편두통을 앓는 사람이 여럿 있는 경우가 정말 많기 때문이다. 하지만 이에 대한 기전은 명확하지 않다. 1960년대와 1970년대에 다양한 이론이 나왔다. 열성 유전자나 우성 유전자, 또는 많은 유전자와 관련 있다는 이론, 또는 확실한 유전적 연관성이 전혀 없다는 (내가 제일 좋아하는) 이론 등이 있다. 문제는, 이 모든 연구를 뒷받침하는 자료가 가족 구성원들이 직접 그린 통증 가계도라는 것이다. 이런 가계도를 그릴 땐 다른 가족 구성원들의 고질병에 대한 오진, 혼자만 남겨지기 싫어하는 심리에서 비롯된 편향 탓에 여기저기에 오류가 생긴다.

남웨일스에 있는 영국 의학연구위원회에서 전염병학을 연구한 윌리엄 워터스는 이런 편견을 모두 배제하려고 했다. 그 결과 1971년, 유전자에 따라 결정되는 유전율이 기존의 믿음처럼 큰 비중을 차지하지 않는다고 결론을 내렸다. 그는 환경이 훨씬 큰 요인이라고 봤다. 우리는 처음부터 편두통을 품고 태어난 게 아니라, 어쩌다가 그런 질환을 갖게 된 것이다.

유전자 하나가 대장 노릇을 한다?

아무래도 다시 한번 세부적인 생물학 공부를 해볼 시간인 듯하다. 지금까지 우리는 유전학에 대해 지식을 쌓고, 유전자 지도를 만들고, 특정 유전자가 무슨 일을 하는지 알아내고, 그 유전자들의 활동 방식을 알아보았으니 이쯤 되면 '편두통'을 특정한 '편두통 유전자'와 연결해볼 차례다. 하지만 과학계는 편두통의 세계를 지배하는 단 하나의 유전자를 찾아내는 대신 몇 가지 후보 유전자를 추려내고, 그중 어느 유전자가 편두통 발생 위험을 높이는지 알아내는 쪽으로 방향을 틀었다. 이런 연구 중 상당수는 명확하게 규정된 조짐 증상이 있는 편두통 환자들을 대상으로 이루어졌다. 다른 두통 유형과 헷갈리지 않고, 편두통이라는 진단을 더 확실하게 내리기 위함이었다. 무조짐 편두통이 다른 유전적 특성을 보일 가능성도 있지만, 앞서 살펴본 것처럼 조짐 증상이 없는 사람의 뇌 속에서도 같은 변화가 일어나고 있을지도 모른다. 당사자가 그 변화를 느끼지 못할 뿐이다.

편두통 중에서 편마비 편두통이라는 유형이 대를 이어 유전된다는 것은 어느 정도 밝혀진 사실이다. 편마비 편두통 환자들은 얼굴이나 머리, 심지어는 몸 한쪽에서 극도의 근력 저하나 저림을 경험하며(이름 그대로 편측이 마비된다) 뇌졸중 증상과 비슷하게 마비에 가까운 수준까지 갈 수도 있다. 등골이 오싹해지지만 증상이 오래가지는 않는다.

편마비 내지는 유전적 편두통은 상염색체성(성염색체와 연결되어 있지 않아서 엄마와 아빠 모두에게 있을 수 있다) 우성 유전자와 연결된다. 즉 부모 중 한 사람에게만 변이 유전자가 있어도 유전될 수 있다는 말이다. 하지만 유전자가 있다고 꼭 발현되는 것은 아니다. 전혀 발현되지 않는 경우도 있다. 그 이유는 아직 밝혀지지 않았다. 이 유전자가 두각을 드러내게 만드는 환경적 자극제는 무엇일까? 이제 곧 알아볼 일반적인 편두통 유발원과도 관련 있을까? 진지하게 흩어진 점들을 연결해서 결론을 내볼 시간이다.

내가 대학에 들어갔을 때 유전학 연구는 인류를 이해하고 인류를 괴롭히는 질병을 치료하기 위한 위대한 희망이었다. 암, 신경 질환, 심부전을 담당하는 유전자들을 알아내는 것은 앞으로 생길 질병 예측에 큰 도움을 주며 그 질병을 모종의 방식으로 완화시킬 가능성을 열어준다. 인간 유전체 사업Human Genome Project은 인체에서 발견되는 모든 유전자의 배열 구조를 지도로 만든다는 초인적 수준의 국제 활동이었다. 1990년 10월에 시작된 이 사업은 원래 예정보다 2년 앞선 13년 뒤에, 주어진 예산을 다 쓰지도 않고 인간의 유전 암호를 설명하는 데 성공했다. 사람들이 힘을 합쳐 이뤄낸 성과가 놀랍기 그지없다.

지금까지 유전학 연구는 대부분 가능성이 있다고 간주되는 후보 유전자에 집중해왔다. 편두통이 간질 같은 다른 질환과 동시에 발생하는 경우가 있기 때문이다. 그리고 이 공통의 유전적 기반을 설명하는 후보 유전자 네 개가 제시되기도 했다.

1. 19번 염색체에 있는 CACNA1A(칼슘 통로 생성)
2. 1번 염색체에 있는 ATP1A2(나트륨-칼륨 펌프 생성)
3. 2번 염색체에 있는 SCN1A(나트륨 통로 생성)
4. 16번 염색체에 있는 PRRT2(연접 틈새에서의 신경전달물질 분비에 관여)

이 염색체들은 모두 신경전달물질 분비나 신경세포 안팎의 이온 균형에 관여하며, 이 활동들의 중요성은 앞 장에서 설명한 바 있다. 이 비정상 유전자들이 정확한 단백질을 만들지 않으면, 이 세포들의 흥분성과 신호 전달 방식에 문제가 생긴다. 알다시피, 이 현상은 간질에서나 편두통에서나 다양한 수준에서 문제가 될 수 있다.

이 유전자들을 찾아내고 족보를 따라 유전성을 따라가보면, 개개인에게 질환이 어떻게 나타났는지와 더불어, 변이 유전자 각각이 우리 눈에 보이는 행동 효과를 일으키는 기제를 어느 정도 이해할 수 있다. 이 유전자들의 역할과 힘을 이해하면 그 유전자들을 정상화하는 방법도 연구할 수 있다. 아직 그런 단계에 도달하지는 못했지만 이론적으로는 연구실에서 정상 유전자를 만들어서 환자의 DNA를 바꾸고, 변이 유전자가 아닌 정상 유전자가 영구적으로 발현되도록 하는 것이 가능하다. 사기꾼 같은 레트로바이러스를 활용해서 유전자의 정확한 형태를 체세포로 실어 나르면 된다. 전갈이 개구리 등을 타고 강을 건너는 것과 같은 방식이라고 볼 수 있다.

그러나 이 '후보 유전자' 접근법에는 방법론적 문제가 몇 가지 있다. 변이 유전자와 관련 질환이 있는 가족들을 찾아내고, 또 주로 여러 세대에 걸쳐 추적해야 하기 때문에 시간이 어마어마하게 오래 걸린다. 게다가 이 가족들을 정확하게 추적한다고 해도 전체론적인 방식이라고는 할 수 없다. 선택한 후보 이외의 유전자 중 더 중요한 것이 있는데 놓쳤을 수도 있고, 더 심각하게

는 관찰 중인 유전자가 우연히 발견되었을 뿐 다른 사람들에게
는 전혀 일반화할 수 없을지도 모른다. 보통 표본 규모가 굉장히
작고 환경적 요인이 다양해서 실제로 유전자가 어떤 영향을 미
치고 있는지 알아내기는 어렵다. 그리고 후보 유전자를 파악해
서 추적할 때, 동일한 가족을 연구하는 과정에 유전자 각각을
추적하면서 이 유전자들의 상호작용을 관찰하는 경우는 드물
다.[8]

질병의 유전적 기반을 정의하는 또 다른 방법은 전장유전체
연관성 분석GWAS, genome-wide association studies이다. 한 번에
하나 또는 몇 개의 유전자만 집중 관찰해서 문제를 찾아내지 않
고, 유전체에 대해 알고 있는 지식을 집단 유전학과 결합하는 것
이다. 이 접근법은 가설에서 출발하지 않는다는 점이 흥미롭다.
가설을 세운다는 건 이론을 미리 가정해놓고 사실인지 아닌지
확인하는 것이다. 예를 들면 후보 유전자 접근법은 'PRRT2 유
전자가 편두통에 관여하는 것 같은데, 이걸 증명할 수 있을까?'
라는 생각에서 출발한다. 반면 GWAS는 '편두통과 관련된 유전
자는 무엇일까?' 정도의 질문을 할 뿐이다. 그래서 GWAS에서는
관련 있는 유전자와 관련 없는 유전자를 전부 보고한다. 반면 후
보 유전자 접근법에서는 가설을 입증해야만 결론을 낼 수 있다.
그래서 나는 질문을 중심에 두는 접근법을 무척 좋아한다. 무슨
일이든 일어날 수 있고, 그 어떤 가능성도 배제하지 않는다. 그리
고 과학자는 인류가 이미 알고 있는 지식과 미래에 알게 될 지식
을 바탕으로 지적 틀을 만들고, 그 틀 안에서 자신의 역량에 따

라 훌륭한 실험을 설계하고 결과를 해석할 수 있다.

연구 결과, 편두통과 관련된 유전자는 40개도 넘었다. 이 유전자들의 유전성은 다른 형태보다 편마비 편두통인 경우에 훨씬 높았고, 조짐 증상이 있는 경우에도 그 반대보다 유전성이 높았다. 편마비 편두통 후보 유전자 넷 중 하나는 GWAS를 활용해 확인되었고, 그 과정에서 PRRT2는 주요 인자라는 지위를 잃었다. 그리고 또 흥미로운 점이 있다. 가장 유전성 높은 편마비 편두통 이외에, 다른 편두통 유형의 임상적 특징을 이루는 유전적 기초 중에서 다음 세대에 전해질 수 있는 요소가 있다는 것이다. 가족력에서 편두통 발생률이 높을수록 발병 연령이 낮고, 편두통을 앓거나 조짐 증상이 나타나는 빈도가 높다. 조짐 증상이 없는 편두통 인구를 조사하는 GWAS 연구에서도 유전적 관련성이 강하게 드러나지만, 조짐 증상 인구와는 미세한 차이가 있다. 아마 이런 차이로 인해 두 인구가 조짐을 자각하는 한계점이 서로 다를 것이다. 전체적으로 보면 이 두 가지 편두통 유형은 서로 다른 점보다 닮은 점이 더 많다.

네가 진짜로 원하는 게 뭐야?

편두통은 우리 유전체 안에 있고, 적어도 한 가지 형태는 유전성이 남다르다(가족 내 유전성에는 환경 요인이 고려되어 있음을 기억하자). 하지만 이건 말이 안 된다. 편두통은 온몸을 쑤시는 고통이다. 21세기 인류에게 이런 고통이 무슨 쓸모가 있단 말인가?

인간의 몸은 진화 과정에서 불필요한 요소들을 솜씨 좋게 퇴화시킨다. 맹장은 과거 인류에게 유용했지만 이제는 쓸모없는 기관이다. 맹장이 소화시켜주던 음식을 인간이 더 이상 즐겨 먹지 않기 때문이다. 안 그래도 고달픈 청소년기에 잇몸을 뚫고 나오는 거대하고 악랄한 존재인 사랑니가 필요 없어진 것도 식단이 바뀌면서다. "그래, 무슨 말인지 알겠어." 우리의 말을 들은 진화 과정은 이렇게 화답한다. 그렇게 해서 맹장과 사랑니를 유전체에서 떨궈낸다. 10만 명 중 한 명은 맹장 없이 태어나며, 그것도 수술이나 다른 검사를 하는 과정에서 맹장이 없다는 사실을 알게 된다. 따라서 실제로 맹장이 없는 사람은 훨씬 많을 것이다. 세계 인구의 35퍼센트는 사랑니를 하나도 뽑지 않는다.

인류가 변화에 적응하는 다른 예로, 요즘 태어나는 아이들은 엄지손가락 운동에 필요한 근조직과 조절력이 더 뛰어나다. 이는 비디오게임을 하고 스마트폰을 쓰는 데 필요한 능력이다. 이 아이들은 그런 움직임을 처음 쓰기 시작한 닌텐도 세대의 후손이며, 엄지손가락 운동신경은 이로운 능력이었기에 그 속성이 다음 세대로 전해진 것이다(나는 아타리 세대인데, 퐁pong 게임을 하며 즐거운 시간을 보냈던 것 말고는 아타리 덕을 본 것이 있는지 모르겠다).

진화의 요점은 이렇다. 인간이라는 종이 변화에 적응해서 생존 확률이 높아지고, 삶이 더 쉬워지거나 효율성이 높아지면 그러한 적응 결과는 (돌연변이 같은 우연이든 경험에 따른 것이든) 결국 다음 세대로 전해진다. 득이 되지 않는 변이 유전자나 돌연변이는 전해지지 않는다. 그렇다면 편두통 유전자는 왜 아직도 퇴화되지 않은 걸까?

가장 흔한 정서·감정 장애로 꼽히는 우울증도 마찬가지다. 인간의 기분은 복잡하지만, 주로 사고 행위의 두 가지 측면이 가장 큰 영향을 미친다. 우리는 문제해결적 접근 방식과 좀더 사색적인 접근 방식을 다양한 수준에서 활용한다. 사색적인 접근을 하는 경향이 클수록 우울증을 앓을 확률도 높다. 성격 유형과 사고 양식의 유전적 기초를 고려하면, 사색하는 사람의 우울증 발병 위험이 높으므로 사색하는 특성이 인간의 유전체에서 진작에 제거되었어야 한다고 생각하는 사람도 있을 수 있다. 우울증을 앓아서 좋을 건 없으니 맞는 말 아닌가? 틀렸다. 나는 최근 얀 버치라는 박사과정 학생을 지도했는데, 그는 학부 시절부터 이런 의문을 가졌다. 그는 일련의 실험을 통해, 사색적인 사고 양식이 특정한 사고 과업에 굉장히 중요하다는 사실을 보여주었다. 물론 문제해결적 접근 방식이 더 중요한 과업도 있지만, 사색을 하면 신경 자원이 더 많이 투입되어서 어렵게 느껴지는 문제에 대해 더 깊이 생각해볼 수 있다.

물론 이런 사고 양식이 적응성 부족으로 이어지는 경우도 있을 수 있다. 뇌 활동 과정에서 세로토닌 같은 신경전달물질을 많이 소모한 다음에, 그런 물질들을 보충하지 않은 채 타인과 교류하고 행동을 하면 점점 부정적인 생각이 드는 정서적 구덩이에 빠질 수 있다. 하지만 중요한 점은, 문제 해결에 있어 이런 종류의 사고 양식이 필요하다는 것이다. 그러므로 사색적 사고 능력을 염색체에서 탈락시키는 건 인간에게 해로울 수 있다.

그렇다면 우리에게 편두통이 필요하다는 증거도 있을까? 예를 들어 인간에게 이로운 부작용이 따른다든가(겸상 적혈구 빈혈을 일으키는 돌연변이는 말라리아를 예방해주기도 한다). 하지만 그다지 눈에 띄는 증거는 없다. 행동진화론적 관점에서 편두통을 바라볼 수도 있다. 1930년대에 뉴욕에서 허먼 셀린스키가 삶에 지친 가정주부에게 편두통이 필요했다고 설명했던 것처럼 말이다(아무리 1939년이었어도 너무 극단적인 판단이라는 감이 있다). 하지만 그의 이론은 행동 나무의 너무 높은 위치에서 출발했기에 편두통이 존재하는 이유를 만족스럽게 설명하지 못한다고 생각된다. 편두통 통로 수축 뒤 일어나는 혈관 확장은 보호 작용으로 볼 수 있으며, 이는 부분적으로나마 두통의 원인이 된다. 하지만 편두통의 고통은 그보다 훨씬 크다. 애초에 신경세포가 왜 미쳐 날뛴단 말인가? 그렇게 해서 얻는 가치가 무엇이란 말인가?

반인륜적 패션 테러

감질나는 증거가 몇 가지 있다. 첫 번째 인자는 시각계에 있다. 편두통을 경험하는 사람들은 다른 사람들에 비해 시각피질의 흥분성이 남다르다. 뇌의 다른 부위가 시각상 처리에 관여하지 않는다면, 그리고 V1이라 불리는 영역만을 갖고 있다면 우리는 이 세상을 사방으로 뻗은 선의 조합으로 볼 것이다. V1 영역에 있는 신경세포들이 선 형태에만 반응하며, 세포 각각은 공간에서 해당 신경세포가 동조되어 있는 바로 그 위치에 올바른 방향의 선이 있어야만 활동 전위를 발생시킨다. 우리 몸에 있는 이런 신경세포 수백만 개가 시각계의 나머지 영역(V2, V3, V4, V5라는 아주 참신한 명칭으로 불린다)에서 연속적으로 합쳐져서 시각상을 완성하고 가장자리, 움직임, 전체적인 대비를 감지한다.

V1의 역할은 단순하다. 우리는 연구실에서 사람들에게 아주 간단한 시각 조사 과제를 줘서 이를 시험해보았다. 예를 들어 아주 쉬운 과제는 \ 모양 여러 개 사이에서 / 모양 하나를 찾아내는 것으로, V1 영역만이 관여한다. 여러 자동차 사진 가운데 특정 자동차 하나를 찾아내는 과제는 좀더 수준 높은 처리 능력을 요한다. 1995년에 하버드대학교의 셜리 레이와 동료들은, 실험 시점에 심한 두통을 앓고 있지 않은 편두통 환자가 대조군에 비해 V1 영역 과제를 훨씬 빨리 수행한다는 것을 밝혀냈다. 하지만 더 높은 수준의 과제에서는 두 집단의 속도가 비슷했다. 2000년대 초 영국 랭커스터대학교의 에드 크로니클이 이끄는 팀은 이 강점이 V1 영역의 과다 흥분성과 관련 있음을 입증했다. 이 과다 흥분성은 조짐 증상이 있는 사람과 없는 사람 사이에서 비슷하게 나타난다. 이를 통해 우리는 편두통 환자가 왜 극심한 광선 공포를 겪는지 알 수 있다. 편두통을 앓지 않는 동안에도 이 신경세포들은 언제든 활성화될 수 있는 상태인 듯 보인다.

안경사들은 편두통 환자의 주변 시력이 훨씬 예민하다는 것을 익히 알고 있다. 연구실에서 이것을 증명하려면, 뇌에 자기 펄스를 보내서 앞 장에서 설명했던 섬광을 만들어내면 된다. 편두통을 앓는 사람은 아주 작은 자극에도 섬광을 본다. 이런 자극에서는 뇌의 반응에 영향을 주는 요인이 많다. (내가 연구실에서 셀 수 없이 많은 시간을 보내고, 과학적 쾌감을 위해 나 스스로 많은 자극을 느끼면서 배웠다—'과학적'이라는 단어로 포장해봤자 좋게 들리는 말은 아니다.) 하지만 어떤 경우든 편두통 환자는 한계점이 낮다. 행동 실험(앞서 설명한 시각 조사 등) 및 경두개 자기자극법과 더불어 내장의 반응을 이용해서도 차이를 감지할 수 있다. 편두통 환자 모임에 나가서, 선들이 이리저리 뻗어 있는 양탄자 사진을 보여주면 필요한 답을 얻을 수 있다. 이렇게 해봤다가 모두의 눈총을 사는 것은 물론 여태 몰랐던 거친 어휘들도 배울 수 있었다. 얼마나 무서운지.

이런 시각상은 훨씬 큰 타격을 줄 수 있으며 사람들이 간과하기 쉬운 부분이다. 그렇게 볼 때 베네치아 블라인드는 가히 악마의 발명품이다. 시각피질의 흥분성이 높은 사람이 사방에 베네치아 블라인드가 설치된 집에 있다고 상상해보라. 가로선에 선택적으로 반응하는 신경세포들이 한꺼번에 활성화되는 고문이 따로 없다. 베네치아 블라인드는 사실 페르시아에서 발명됐지만, 1760년에 베네치아인들이 유럽에 처음 소개했다. 프랑스에서는 '베네치아'를 붙이지 않고 여전히 페르시안 블라인드Les Persiennes라는 명칭을 쓴다. 나 역시 편두통 환자로서 이 블라인드에 다른 (걸쭉한) 이름을 붙여주었다. 지옥이 실제로 존재한다면 지옥에는 창문마다 베네치아 블라인드가 설치되어 있을 것이다. 19세기 말에는 가정집, 교회, 법원 등 어디에나 이 블라인드가 있었다. 심지어 1774년에 미국이 독립 선언을 하던 공간에도 이 블라인드가 있었다. 미국 인상파 화가 에드먼드 찰스 타벨은 설명적인 제목의 작품 「베네치아 블라인드」(1898)에서, 옷을 제대로 입지 않고 누워 있는 여인의 뒷모습을 묘사하면서 피사체 앞에 베네치아 블라인드를 그림으로써 이 블라인드의 존재를 박제했다. 놀랍지도 않다. 그림 속 여인도 극심한 편두통으로 고생 중이었을 것이다. 어쩌면 그 여인은 실제로 베네치아 사람이고, 몸이 안 좋은 상태에서 빛이 들어오니 잠시 앞이 안 보이는 상황일지도 모른다. 혹은 내가 억지로 의미를 부여하고 있는 걸 수도 있고…….

어쨌든 우리 주변에는 수많은 선이 있고 대부분은 그 존재를 인식조차 하지 않는다. 하지만 그 선들이 괴롭게 다가오는 순간이 있다. 1년쯤 전에 나는 정말 심한 편두통을 앓았다. 2주 동안 잠잠해지지 않고 도무지 나을 줄을 몰랐다. 눈 검사를 받고, 이가 잘못된 건 아닌지 확인하려고 치과에도 가봤다. 알고 보니 아내가 줄무늬 티셔츠를 잔뜩 사서 입기 시작한 것이 문제였다. 그중에는 검은색과 흰색 선이 촘촘하게 들어간 티셔츠도 있었다. 나에게는 독약이나 다름없었다. 아내에게 앞으로 나와 있을 땐 줄무늬 옷을 입지 말아달라고 부탁했고, 두통은 그렇게 사라졌다. 줄무늬 셔츠를 입은 남자들과 회의를 한 적도 많지만 그들에게는 시각적으로 관심을 기울여야 할 법적 책임이 없기에 큰 영향이 없었다. 하지만 결혼은 다르다.[9]

과민한 시각피질이 민감하게 반응하는 대상은 선만이 아니다. 조금씩 엇박자로 빛을 내는 섬광등과 길쭉한 형광등 불빛도 위험하다. 옷가게에 이런 조명이 많은 것도 내가 쇼핑을 즐기지 않는 이유 중 하나다. 편두통 환자들은 다른 사람들보다 형광등의 깜빡임을 훨씬 미세한 수준까지 감지할 수 있다.

과민한 시각피질은 신경전달물질의 불균형, 특히 억제 조절성 부족과 관련 있을 수 있다. 그리고 편두통의 특징, 즉 피질에서 출발해 탈분극으로 퍼지다가 저하되는 흥분성의 파동은 특정한 공간 주파수 또는 선들이 촘촘한 정도에 따라 촉발된다. 그래서 주위에 있는 모든 줄무늬에 반응하지는 않지만, 자극을 유발하는 공간 주파수는 편두통 환자마다 다를 수도 있다고 할 수 있다. 하지만 직사각형 안에 사방으로 뻗은 선을 잔뜩 그려 넣어서 V1 신경세포를 전부 활성화시키면 어떤 편두통 환자라도 자극을 받을 것이다.

진화론으로 돌아가보자. 일차 시각피질이 아주 민감할 때 좋은 점은 시각상에 존재하는 아주 미세한 대비와 차이들을 식별할 수 있다는 것이다. 이것은 인류가 수렵과 채집을 하던 과거에 무성한 풀숲이나 나무들 사이에서 위험한 맹수나 사냥감의 움직임을 포착할 때 유용했을 것이다. 그리고 V1 영역은 아주 민감하기 때문에 망막에서 오는 신호를 극대화해서 어두운 곳에서도 시야를 최대한 확보할 수 있다. 이렇게 보면 편두통 환자는 진화적 관점에서 더 우월하다. 참 그렇기도 하겠다.

생물학의 다른 표식

한편 편두통 환자들 중에는 알코올 중독자가 적다는 말도 있다. 하지만 이것은 편두통 환자가 숙취 두통을 피하려고 조심한 결과일 뿐, 진화적 이점과는 아무 관련이 없다.

한편 크누트 하겐이 노르웨이에서 10년 동안 7만 명을 추적한 결과, 제1형 당뇨병 환자들은 편두통을 앓을 확률이 훨씬 낮았다. 여기에는 유전적 연결고리가 있을 수도 있고, 제1형 당뇨병이 있으면 식습관을 조절하는 경우가 많다는 행동적 연결고리가 있을 수도 있다. 이 연구에서 제2형 당뇨병과 편두통의 연관성은 드러나지 않았지만, 프랑스에서 10년간 연구한 결과 편두통이 있는 여성은 제2형 당뇨병이 생길 가능성이 최고 30퍼센트 낮았다. 이 통계는 직접 편두통을 호소하는 환자들을 집계한 것이라서 오진일 가능성이 높지만, 그래도 무시하기에는 너무 큰 숫자다. 편두통은 제2형 당뇨병을 막아주는 효과가 있는 것으로 보인다. 이 역시 두통이 있는 사람들은 편두통을 유발할 것 같은 음식을 멀리하는 경향이 있어 식습관이 더 건강하고, 결과적으로 당뇨에 걸릴 확률이 낮아지는 것일 수도 있다. 또는 이 현상을 머리와 연결지어본다면, 혈당 상승에 관련된 무언가가 두통을 막아주고, 전구증 단계에서 우리가 먹고 싶어하는 초콜릿(그리고 탄수화물)이 사실은 세로토닌을 분비해주는 게 아니라, 당분을 통해 자가 치료를 해주는 것인지도 모른다.

그 대신 편두통 환자들은 많이 가지고 있고 당뇨병 환자들은 적게 가지고 있는 단백질이 있는 게 아닐까. 그런 후보 중 하나가 칼시토닌 유전자 관련 펩타이드CGRP, calcitonin gene-related peptide다. 이 성분은 앞에서 살펴봤던 피질 확산성 억제의 일환으로 다량 분비되지만, 당뇨병이 있으면 분비량이 줄어든다. 이것은 인체 조직의 염증 반응에 중요한 역할을 하는 단백질이며, 그런 역할의 일환으로 뇌와 다른 체내 조직으로 가는 연료를 적절하게 조절한다. 이것이 편두통과 당뇨병의 연결고리일지도 모른다. CGRP 성분이 너무 많으면 통증이, 너무 적으면 고혈당이 찾아온다. 그래서 둘 중 한 가지 문제가 다른 문제를 막아주는 것이다.

이런 사실을 알았으니 우리는 CGRP를 편두통 치료의 새 표적으로 삼을 수 있다. CGRP가 작용하는 수용기를 차단하면 염증 반응을 중단시켜서 통증 신호를 막을 수 있다. 이것은 유니버시티칼리지 런던에 있는 피터 고즈비의 동료들이 1990년대 초부터 해온 연구의 정점이다. 실험 집단 환자들에게 에레뉴맙Erenumab이라는 이름의 치료제를 피부 밑에 주입한 결과, 30퍼센트는 편두통 발생 정도가 개선되었다. 하지만 통제 집단의 개선율은 14퍼센트에 그쳤다. 속임약 효과를 제외하고 실제로 편두통 발생률이 낮아진 비율은 16퍼센트였다. 이것은 수마트립탄처럼 효과 빠른 약물이 잘 듣지 않는 사람들에게 또 다른 치료법을 제시해준다(앞서 수마트립탄이 군발 두통에 좋은 약이라고 설명한 바 있다. 이 약은 세로토닌 작용약으로서 뇌 안에서 세로토닌과 똑같은 역할을 하며, 편두통 환자에게 통증을 유발하는 혈관 확장을 막아준다).

앞서 우리는 초콜릿과 섹스로 세로토닌 수치를 높이는 자가 치료를 해볼 수도 있다고 이야기했다. 그러면 혹시나 두통이 가라앉지 않아도(미안하게 됐다) 기분은 좋을 수 있다. 그런데 사실 우리는 이런 자가 치료를 늘 하고 있다! 팀 하울은 긴장성 두통이나 편두통을 앓는 시카고 시민들의 표본을 추출해 성적 욕망 점수를 살펴보았다. 그 결과 남성은 여성보다 섹스에 대한 관심도가 24퍼센트 더 높았지만(놀랍지도 않다) 편두통을 겪는 여성들은 성적 욕망이 남성의 평균과 비슷한 수준이었다. 전체적으로 보면, 편두통 환자들은 긴장성 두통 환자들보다 성적 욕망이 20퍼센트 높았다. 따라서 세로토닌은 편두통(긴장성 두통은 아니다)의 중요한 요인이고, 편두통이나 군발 두통이 있을 때 세로토닌 모방약을 복용하는 이유가 바로 이것이다.

사실 편두통 환자들은 다른 사람들보다 세로토닌 수치가 낮은 편이다. 전장유전체 연관성 분석에 따르면, 편두통과 우울증은 유전자 변이 위험이 같다. 편두통과 우울증은 함께 찾아올 확률이 높고, 기본 경로는 부분적으로 세로토닌 불균형과 관련되어 있다. 세로토닌이 신경 접합부에 더 오래 머무르게 해주는 선택적 세로토닌 재흡수 억제제를 복용하면, 우울증의 경우처럼 편두통이 있을 때도 세로토닌 수치를 높이고 안정시켜줄지 모른다. 하지만 사회적 유대감, 재미, 만족, 사랑 같은 행동 기전도 장기적으로 세로토닌 수치 유지에 도움이 된다.

월경 편두통

여성에게는 편두통을 유발하는 확실한 호르몬 경로가 또 있다. 편두통을 앓는 여성의 수는 남성보다 세 배 많으며, 이 여성들 중 70퍼센트는 월경 편두통을 경험한다. 범인은 호르몬 변화다. 월경 주기는 대략 28일이며, 서로 뚜렷하게 구별되지만 중복되는 4단계로 이루어져 있다. 월경 첫째 날은 모든 호르몬 수치가 최저 수준이다. 난포기는 월경 첫째 날에 시작되며 배란기가 시작될 때까지 지속된다. 배란기에는 시상하부(내분비계 조종자)가 뇌하수체를 작동시켜서 난포 자극 호르몬을 분비시킨다. 이 호르몬의 역할은 이름처럼 난포를 자극하는 것이다. 난포 또는 낭종 같은 혹 20개 각각이 미성숙 난자를 난소 표면으로 실어 나른다. 발달 중인 난포가 에스트로겐을 분비하는 시기는 월경이 끝나는 시기와 일치한다. 이때 성숙한 난자를 받기 위해 자궁내막이 두꺼워진다. 에스트로겐 증가를 감지한 시상하부는, 뇌하수체로 하여금 황체 형성 호르몬과 추가적인 난포 자극 호르몬을 분비하게 한다. 세 호르몬(에스트로겐, 황체 형성 호르몬, 난포 자극 호르몬) 수치가 모두 정점에 달한 뒤 배란이 시작된다. 배란기에는 그 난포 중 하나에서 성숙한 난자[10]가 나오고, 나팔관이 이 난자를 들어올려서 자궁으로 운반한다(16세기에 나팔관에 대해 기술한 이탈리아인 해부학자 가브리엘로 팔로피오의 이름을 따서 나팔관을 '팔로피안 튜브Fallopian tube'라고 부르기도 한다).

배란이 끝나고 에스트로겐, 황체 형성 호르몬, 난포 자극 호르몬 수치가 떨어지는 동안, 배란 과정에서 터진 난포는 자체적으로 속을 채워서 황체라는 구조로 변신한다. 황체는 프로게스테론과 약간의 에스트로겐을 분비한다. 두 물질은 자궁내막을 두껍게 유지하면서 수정된 난자가 착상되기를 기다린다. 황체는 난자가 착상에 성공하면 자궁내막을 지키면서 프로게스테론과 에스트로겐을 계속 분비하고, 그렇지 않은 경우 12일째에 퇴화한다. 배란기에 사용되지 않은 난포가 떨어져 나갔던 것과 마찬가지다. 죽은 황체는 프로게스테론과 에스트로겐을 분비하지 않아서 두 물질의 혈중 수치도 떨어진다. 그래서 28일째부터 자궁내막이 탈락하기 시작하면서 월경 주기가 또 한 번 시작된다. 월경 편두통은 대부분 월경 주기가 시작된 다음이나 끝나기 전 며칠간 널뛰는 호르몬 수치와 관련 있다.

이탈리아 제노바대학교의 부인과 전문의 시모네 페레로는, 널뛰는 에스트로겐 수치가 편두통 발생과 관련 있다는 증거를 제시한다. 자궁내막염에 걸린 여성들이 그렇지 않은 여성보다 편두통을 앓을 가능성이 두 배 이상 높다는 사실을 발견한 것이다. 자궁내막염은 자궁내막이 자궁 자체의 외벽을 형성하면서 복강에 있는 장기와 조직에 들러붙을 때 발생한다. 이루 말할 수 없게 고통스럽고 심신이 쇠약해지며, 편두통까지 앓게 된다는 것은 환자에게 너무나도 안타까운 일이다. 자궁내막염 환자 집단의 13.5퍼센트는 조짐 증상이 있는 편두통을 경험한 반면, 자궁내막염에 걸리지 않은 대조군에서는 그 비율이 1.2퍼센트에 불과했다.

자궁내막염에 걸리면 에스트로겐 수치가 높게 나타난다는 사실을 감안하면, 에스트로겐과 피질 확산성 탈분극 사이에, 개인들이 영향을 지각하는 한계점에 뜻밖의 연결고리가 있을 수도 있다. 에스트로겐 수치가 낮은 것은 조짐 증상이 없는 편두통과 연결되어 있는 듯하므로, 에스트로겐의 역할은 우리에게 조짐 증상을 선사하는 것일지도 모른다. 에스트로겐은 분명 신경 흥분성에 다양한 방식으로 영향을 미칠 수 있으며, 뇌 혈관과 상호작용한다. 그러나 자궁내막염에는 프로스타글란딘과 산화질소 분비처럼 통증을 일으키는 추가적 인자가 있다. 두 인자 모두 염증 반응의 일부이며, 삼차신경을 직접 자극한다.

에스트로겐, 프로게스테론, 테스토스테론 같은 성호르몬 수치 저하가 여성과 남성의 편두통에 모두 관련 있다는 증거도 있지만, 당연하게도 여성들에게 더 주기적으로 영향을 미치기 때문에 증상이 나타나는 일도 더 많다. 이 모든 호르몬이 궁극적으로 시상하부의 통제를 받으므로, 6장에서 살펴봤던 전구 단계의 시상하부 증상과 함께 생각하면 시상하부 기능 장애, 이 경우 더 구체적으로 시상하부 뇌하수체 고환축의 저활동성이 모든 악의 근원일 수 있다.

외부에서 호르몬을 투여하면 호르몬 수치를 안정시켜 증상이 완화될 수 있다. 에스트로겐과 프로게스테론 수치를 평소보다 높게 설정함으로써, 난자가 분비되는 일반적 상태를 이루기 위해 필요한 호르몬 변동을 멈추기 때문에 난자가 수정될 가능성이 없어진다. 이런 약은 경구 피임약 형태로 먹는 것이 낫다. 처음에 에스트로겐을 복용하면 편두통이 올 수 있지만(에스트로겐 수치가 높은 것과 편두통 전조 증상이 관련 있기 때문이다) 이런 현상은 시간이 흐르면 안정되곤 한다.

알다시피, 에스트로겐 수치가 요동치면 정신 상태에도 다양한 영향을 미친다. 기분은 물론 인지 기능에까지 영향을 줄 수 있다. 독일 심리학자 마르쿠스 하우스만이 이끄는 팀은 월경 주기에 걸쳐 다양한 인지 과제를 조사하면서, 이러한 호르몬 농도 변화가 뇌에 영향을 미친다는 결론을 내렸다. 평소보다 뇌의 개입 정도가 커지고, 여느 때라면 한쪽 뇌만 가지고도 처리할 수 있었을 기능 수행에 양쪽 뇌가 모두 동원되는 식이었다. 편두통이 생겼을 때 시각피질이 과다 활동하는 원인이, 두 반구가 평상시만큼 억제되지 않기 때문이라는 에드 크로니클의 주장을 기억하는가? 이 의견에 호르몬이 두 반구 사이의 활동 균형을 바꿀 수 있다는 사실을 결합하면, 호르몬에 의한 환경이 편두통이 발생할 수 있는 배경을 조성할 수도 있는 이유에 대해 감을 잡을 수 있다. 마르쿠스는 호르몬에 의한 이러한 뇌 활동 변화 탓에 여성들에게 평행 주차에 필요한 공간 인지 능력이 떨어진다는 것을 발견했다. 하지만 남성 독자들이여, 너무 솔깃해하지 마시라. 이 현상이 나타나는 기간은 월경 주기 중 비교적 짧은 시간으로 극히 제한되어 있으니 일반화는 사양한다.

심장이 덜컥

편두통을 일으킬 수 있는, 어찌 보면 의외일 수 있는 신체 기능은 바로 심장 문제다. 심장은 산소 포화도가 낮은 혈액을 전부 우심방과 우심실에서 받았다가 곧장 폐로 보내서 산소 포화도를 높인다. 왼쪽 심장은 이렇게 산소 포화도가 높아진 혈액을 전부 모아서 몸 전체로 보낸다. 심장은 펌프 역할을 하며, 우리 몸이 다양한 부위에 보내야 하는 혈액의 양에 따라 빠르게 뛰기도, 느리게 뛰기도 한다. 이러한 심장의 활동을 관장하는 것은 자율신경계다.

태아 시절, 우리는 폐가 형성되고 있었음에도 숨을 쉴 때 폐를 이용하지 않았다(폐로 호흡했다면 양수를 들이마셨을 텐데, 그건 좋지 않다). 폐가 형성되고 있다는 것은 엄마의 배 속을 나가서도 정상적으로 숨을 쉬기 위한 순환계가 형성되고 있었다는 뜻이다. 하지만 태아 시절에는 혈액이 폐로 향하지 않았다. 혈액을 폐로 보내봤자 산소를 얻을 수 없기 때문이다. 대신 태반에 연결된 탯줄을 통해서 산소를 전부 충당했다. 폐가 아닌 태반이 산소를 운반해준 것이다. 성장 중인 태아에게는, 폐 기능을 대신하기 위해 심장 상부의 좌심방과 우심방 사이에(두 심방은 보통 중격이라는 막으로 구분되어 있다) 구멍이 있다. 혈액이 우심방으로 들어가는 것까지는 이미 태어난 사람과 같지만, 그 후 폐를 거치지 않고 난원공이라는 타원형 구멍을 통해 심방의 중격을 통과한다는 점이 다르다. 그런 다음 왼쪽 심장을 거쳐 나온 혈액이 다시 태아의 몸 전체로 퍼진다.

세상에 태어난 다음에는 이 난원공이 닫히는 경우가 75~80퍼센트다. 하지만 이 구멍이 닫히지 않는 경우도 있다. 이런 상태를 '난원공 개존'이라고 한다. 구멍이 완전히 열려 있으면 태어나서 바로 수술을 받아야 하지만, 심방 중격의 조직 덮개가 구멍을 어느 정도 덮어주고 있는 경우도 있다. 그러면 증상이 나타나지 않을 수도 있고, 구멍이 있다는 사실을 아예 모르고 살 수도 있다. 하지만 기침이나 재채기를 통해 가슴이 압력을 받아 혹시라도 덮개가 열리면, 그 순간 좌심방과 우심방 어느 쪽으로든 혈액이 흐를 수 있다. 덮개가 살짝 들리는 정도로는 산소 포화도가 어떻든 혈액이 엉뚱한 위치로 흘러도 크게 문제되지 않는다. 뇌에 문제를 일으키는 것은 산소가 아니라 혈액에 포함된 다른 물질이다. 혈액이 우심방에서 곧장 좌심방으로 흘러서 몸 전체에 퍼진다는 것은, 곧 폐를 거치지 않은 혈액이 퍼진다는 뜻이다. 폐는 혈액에 산소를 공급하는 것과 더불어, 작은 혈전 같은 찌꺼기를 제거해서 혈액을 순환시키는 중요한 여과 장치 역할도 한다. 콩팥도 혈액이 여과되기는 하지만, 혈액 여과를 도맡는 기관은 비장이다. 그렇기에 비장은 우리 몸에서 놀라울 정도로 중요한 (그리고 내가 두 번째로 좋아하는) 기관이다. 비록 의학 드라마에서는 제거 1순위이지만 말이다.

기본적으로 우리에게는 여과되지 않은 혈액이 뇌로 직접 이동하는 통로가 있다. 그 통로에 도착하면 뇌혈관계의 동맥(산소화된 혈액을 운반한다)이 더 작은 소동맥과 가는 모세혈관으로 갈라지는데, 이 중 어딘가에 찌꺼기가 끼면 뇌에서 해당 부위로 향하던 혈류가 멈추고, 관련 활동에 직접적인 영향을 미친다. 최악의 경우 산소와 영양분이 부족해서 이 신경세포가 죽을 수 있으며, 이

것은 일과성 허혈성 발작(뇌 속 혈류가 일시적으로 막히는 증상)과 그보다 더 무서운 허혈성 뇌졸중(막힌 상태가 지속돼서 뇌가 손상된 상태)으로 이어질 수 있다.

이 현상과 편두통의 연관성이 보이지 않는가? 뇌혈관을 막은 이 작은 찌꺼기 한 조각은 해당 부위의 활동에 지장을 주는 것은 물론, 뇌 속 신경세포의 보상적 과활성화(피질 확산성 억제의 기저를 이루는 흥분파를 유발)에 대해, 또한 염증과 혈관 확장을 둘러싼 반동에 대해 반동을 일으킨다. 이 반동은 허혈 부위를 수습하려는 활동이다. 하지만 난원공 개존과 편두통의 상관관계가 밝혀진 것은 2005년에 이르러서였다. 스위스 베른에서 활동하는 마르쿠스 슈베르츠만과 연구진은 편두통 환자 93명을 대조군 93명과 비교했다. 그 결과 편두통 집단의 47퍼센트가 난원공 개존 상태였고, 대조군은 17퍼센트였다. 대조군은 난원공 개존 상태여도 구멍이 작은 편이었지만, 편두통 환자들은 우심방에서 좌심방으로 흐르는 구멍의 크기가 중간 정도이거나 더 컸다. 이 중 자신의 상태를 아는 사람은 없었다. 뇌졸중이나 다른 응급 상황이 오기 전까지는 모르는 경우가 대부분이다.

따라서 난원공 개존이 편두통의 해부학적 원인일지도 모른다고 볼 수 있다. 이것이 밝혀지면 치료가 더 수월해질 것이다. 심장의 자율적 조절과 상호작용하는(심장박동을 느려지게 하거나 약해지게 한다는 뜻) 베타 차단제가 어느 정도 약효를 보였다. 혈액 희석제도 도움이 될 수 있지만 이름을 잘못 지은 것 같다. 아스피린이나 와파린 유는 실제로 혈액을 희석하거나 혈전을 분해시키지 않는다. 다만 새로 혈전이 생기는 걸 막고 이미 있는 혈전이 커지는 속도를 늦출 뿐이다. 그러니 항응고물질이라고 부르는 게 더 적절하다.

와파린 사용법

인류가 60년 이상 사용해오고 있는 와파린은 간에 있는, 비타민 K에 의존하는 응혈 인자의 형성을 멈춘다. 북미와 캐나다에서, 소떼가 자연적으로 또는 긁힘과 베임에 의해 출혈성 질환으로 폐사하면서 처음 발견됐다. 1930년에 미국 노스다코타주 출신 리 로드릭은 이것이 전동싸리가 상했을 때 생기는 항응고제와 관련 있으며, 죽은 소들이 모두 상한 전동싸리 여물을 먹었다는 사실을 발견했다.

10년 뒤, 위스콘신대학교 매디슨 캠퍼스에서 칼 링크와 그의 학생 해럴드 캠벨은 응고계통을 완전히 망가뜨리는 화학 물질을 분리하고 4-하이드록시쿠마린이라고 불렀다. 그리고 다시 10년 뒤, 쿠마린을 쥐에 대한 생물 무기로 사용할 수 있다는 인식이 생기면서 와파린이 처음 개발됐다. '와파린'이라는 이름은 개발 자금을 댄 위스콘신 동문 연구 재단Wisconsin Alumni Research Foundation의 약자와 이 약의 성분인 쿠마린 coumarin의 뒷글자를 결합한 것이다. 1954년에는 인류를 위한 와파린의 의학적 가치가 밝혀졌다. 다행히도 쥐약에 들어가는 것보다 함량이 훨씬 낮다. 와파린은 출혈이라는 부작용하지만 이제 이 모든 문제의 원인일지도 모르는 완전히 막히지 않은 난원공을 고칠 수 있게 됐다. 2007년에 런던 왕립 브롬프턴 병원의 심장병 전문의 마이클 멀린과 그의 팀은 생체 조직에 흡수될 수 있는(생체 조직이 흡수할 수 있는 물질) 패치를 개발했다. 이 패치는 임시적인 마개 역할을 해서, 몸의 치료 반응을 통해 구멍이 완전히 막히고 정상적이고 건강한 조직이 그 자리를 메우게 해준다. 이 과정은 몸속에서 30일 안에 완성되며, 중간을 잇는 다리만 있으면 된다. 이는 염증 문제를 일으키곤 하던 기존의 조직 이식술보다 발전된 방식이다. 기존 방법으로 이식한 조직은 영구적으로 남아 있고 몸속에서 이물질로 인식되었기 때문이다. 가장 좋은 방법은 카테테르라는 유연한 관을 통해 몸속에 패치를 집어넣는 것이다. 사타구니에 삽입된 카테테르는 혈관계를 통해 천천히 이동하는데, 그 안에 작은 카메라가 들어 있어서 실시간으로 체내 사진을 촬영해 보낸다. 이 얼마나 환상적인 기술인가. 카테테르가 심장 안 제자리에 도착해서 패치를 내려놓으면, 나머지는 면역체계가 알아서 한다!

왜 편두통인가, 왜 지금인가

편두통이 생기는 이유는 무수히 많다. 지금까지 우리가 알게 된 것은 이 질환이 유전성 인자를 통해 우리 생명 작용에 편입될 수 있으며, 이것이 시각피질의 흥분 정도, 성호르몬 생성, 체내에 돌아다니는 CGRP 같은 염증 단백질의 양, 심장의 해부학적 발달에 영향을 미칠 수도 있(고 아닐 수도 있)다는 것이다. 그렇다면 피로, 스트레스, 식습관 같은 환경 요인은 어떤 역할을 할까? 그런 점에서는 다른 두통을 유발하는 기제와 크게 다르지 않다. 다만 편두통 환자와 그 환자의 뇌가 그런 기제에 어떻게 반응하는지에서 차이가 생긴다.

편두통은 신경 혈관성 두통이다. 유발 기제는 뇌의 신경 활동에 직접 작용하거나(줄무늬를 보면 고통스러워진다든지) 맥관 구조에 영향을 미쳐서 뇌 활동에 간접적으로 작용한다. 두 경우 모두 특정한 편두통 경험을 유발한다. 특별한 '편두통성 뇌'가 있다는 사실에서, 편두통이 모든 사람에게 찾아오지는 않는다는 사실을 알 수 있다.

정답은 무엇인가

앞 장에서 소위 '증상 유발 식품'에 관해 어마어마한 오해가 있다고 이야기했다. 전구 증상 단계에서 시상하부가 우리에게 먹으라고 부추기는 음식이 실제로 편두통을 유발하는 게 아니라, 뇌가 우리를 놀려먹는 것뿐이라는 말이다. 초콜릿이 당긴다, 초콜릿을 먹으라! 하지만 우리가 편두통을 없애자고 소중한 초콜릿까지 포기해야 하나? 실제로 편두통을 유발할 수 있는 음식이나 식습관이 있을까? 내가 이야기를 나눠본 편두통 환자들은 보통 끼니를 거르거나 단식을 하면 어김없이 편두통이 찾아온다고 했다. 이것은 당연한 일이고 편두통이 아닌 긴장성 두통에도 마찬가지다. 혈당이 낮아지면 뇌로 가는 포도당 양을 최대화하기 위해 혈관이 확장된다. 그리고 이제 우리도 알다시피, 혈관 확장은 편두통성 뇌에 특정한 현상을 야기한다.

미국 노스캐롤라이나에서 팀 하울(앞에서 소개했던, 편두통 환자들의 성욕에 관심을 뒀던 교수다)과 함께 일한 데이나 터너는 한 달에 두 번 이상 두통이 있고 그달에 4~14일 간격으로 두통을 겪는 편두통 환자들에게 6주 동안 일지를 작성해달라고 요청했다. 두통이 없던 날 이후의 일지를 자세히 살펴본 결과(두통으로 행동이 변화됐을 가능성을 줄이기 위해), 야식을 먹으면 밤에 아무것도 먹지 않았을 때보다 두통을 겪을 확률이 40퍼센트 떨어졌다. 저녁을 늦게 먹은 경우에도 아무것도 먹지 않았을 때보다 두통 발생률이 21퍼센트 낮았다. 하지만 이 차이는 통계적으로 의미가 있지는 않다(우연일 가능성도 있다는 뜻이다).

그래도 야식과의 상관관계는 아주 중요한 발견이다. 이 발견을 체내에 염증 유발 칼시토닌 유전자 관련 펩타이드CGRP가 더 많은 편두통 환자들에 대한 지식과 조합해보면, 이 CGRP를 연료 통제 역할에 활용하면 이 물질이 염증성 활동에 관여할 가능성이 줄어든다고 생각할 수 있다. 이것은 편두통의 당뇨병 예방 효과와 잘 맞아떨어진다(편두통을 앓는 사람들은 당뇨병에 걸릴 확률이 훨씬 낮다). 혈당이 높으면 두통이 멈추고, 혈당이 낮으면 두통이 생길 수 있다.

나는 편두통 환자들의 초콜릿에 관한 근거 없는 믿음을 깨뜨리기 위해 많은 시간을 보내지만, 그러면 그들은 치즈, 중국 음식, 가공 식품 같은 다른 증상 유발 식품 이야기를 꺼낸다. 여기에 일관되게 등장하는 요소인 티라민은 카망베르 치즈와 브리 치즈처럼 발효되고 숙성된 치즈는 물론 간장, 된장, 절인 고기와 생선에도 들어 있다.

세로토닌과 도파민처럼, 티라민은 모노아민이라는 단순한 신경전달물질로서 혈관을 수축시켜서 혈압을 조절한다. 우리 몸에 있는 잉여 에너지를 분해하고 제거하는 모노아민 산화 효소가 너무 많거나 너무 적으면(이 경우 티라민 수치가 너무 높아진다) 맥관에 변화가 생길 수 있다. 우리 뇌가, 특히 편두통 환자들의 뇌가 맥관 변화에 굉장히 민감하다는 점을 생각하면 이런 식품들이 두통을 유발하는 것이 이해된다.

게다가 우울증 약으로 주로 처방하는 우울증 모노아민 산화 효소 억제제는 세로토닌과 도파민처럼 감정에 영향을 미치는 신경전달물질의 분해를 멈추기 때문에, 티라민 잉여분의 분해를 함께 억제한다. 그래서 모노아민 산화 효소 억제제를 복용하는 동안 티라민이 많이 함유된 음식을 먹으면 혈관이 지나치게 수축돼 혈압이 심각한 수준으로 올라갈 수 있다.

MSG를 둘러싼 논쟁

중국 음식에 관련된 또 다른 문제는 모노소디움 글루타메이트monosodium glutamate, 즉 MSG가 들어 있다는 것이다. 다양한 요리와 식품뿐 아니라 버섯, 해초, 토마토, 콩 같은 자연 식품, 그 밖에 파마산 치즈 등에도 MSG가 들어 있다. 이 첨가물은 1908년에 일본 도쿄제국대학의 화학자 이케다 기쿠나에가 처음 개발했다. 그는 음식을 맛깔스럽게 만들어주는 이 성분에 매료되었다. 그는 해초의 일종인 다시마를 국물에 넣고 우리면 된장국이 맛있어진다는 사실을 발견했다. 연구를 계속한 결과, 감칠맛이라고 하는 인간의 다섯 번째 미각이 있으며, 이 미각수용기는 단백질의 구성 요소인 글루타메이트를 감지한다는 사실을 발견하기에 이르렀다. 기쿠나에가 지적한 것처럼 우리는 글루타메이트 맛을 좋아하게 되어 있다. 이 맛은 생명 유지를 위해 꼭 섭취해야 하는 단백질이 있다는 것을 의미하기 때문이다.

글루타메이트 자체에는 감칠맛이 없지만, 이 성분은 입안 미뢰에 있는 글루타메이트 수용기를 활성화하며, 우리 뇌는 이 성분을 짭짤한 고기 맛이라고 감지한다. 그래서 밍밍한 음식에 매력을 더해준다. 하지만 글루타메이트 1그램을 분리해내려면 마른 다시마 100그램을 아주 길고 복잡한 공정으로 가공해야 했다. 그래서 기쿠나에는 집에서 요리할 때 쉽게 사용할 수 있도록 이 과정을 더 간단하게 만들어보기로 했다. 원료에 더할 만한 소금이나 설탕 같은 물리적 형태의 무언가가 필요했다. 이런 방식을 생각하면서 동시에 글루타메이트와 짝지으면 좋을, 알갱이 형태를 띠면서 수분과 습기에 강하지만 물에 녹는 화학 성분을 물색했다. 분리해낸 글루타메이트 자체는 갈색 결정체처럼 생겼고

아주 강했다. 다른 화학 성분과 결합해서 유통하면 농도가 낮아지고 다루기도 훨씬 쉬워졌다. 나트륨은 이상적인 후보였고, 나트륨 분자 하나에 글루타메이트 분자를 결합하면 소금 같은 모노소디움 글루타메이트가 나왔다. 해냈다고 생각한 기쿠나에는 새로 만든 이 조미료를 '맛의 정수'라는 의미의 '아지노모토味の素'라고 불렀다. 1909년부터는 다시마를 사용하는 것보다 효율적인 (이제 밀과 콩을 사용한다) 방법으로 대량 생산에 돌입했다. 오늘날 아지노모토사는 35개국에서 3만 2000명 이상의 직원을 고용하는 대기업으로 성장했다.

MSG는 국제두통질환분류의 현재 버전에 편두통 유발 기제로 등록되어 있다. 하지만 편두통 환자들의 반응 외에는 탄탄한 증거가 없고, MSG가 편두통을 일으킬 수 있는 기제는 명확하게 드러나 있지 않다.

논란의 시작은 1968년에 의사 로버트 호만 퀵이 『뉴잉글랜드 의학저널』에 짧은 사연을 쓰고, 그 사연이 저널에 실리면서였다. 당시 미국 메릴랜드에 있는 국립생체의학연구재단에 선임 연구원으로 재직 중이었던 그는, 미국에 살면서부터 중식당에만 다녀오면 '뒷목이 저리다가 서서히 양팔과 등까지 내려오고, 온몸에 힘이 빠지면서 가슴이 두근거리는' 증상을 겪는다고 설명했다. 높은 염분과 요리용 포도주, 간장(간장에는 티라민과 글루타메이트가 모두 함유되어 있다는 점을 생각하면 이상한 일이다)을 자극 유발원으로 지목하면서 집에서 그 재료로 요리를 할 때 아무런 증상이 없다고 했다. 아마도 중식당, 특히 중국 북부 요리를 하는 식당에서 양념으로 잔뜩 들어가는 모노소디움 글루타메이트가 문제인 것 같다면서, 다른 의사들에게 이 이론을 함께 조사할 것을 권했다. 그는 '중식당 신드롬'이라는 이름을 붙여 새로운 혐오 표현을 만들어내면서(이후 'MSG 증후군'으로 바뀌었다) 의문으로 남아 있는 문제를 입증하는 것은 물론, 몇 년에 걸친 연구를 시작하고 '반MSG 정서'를 만들어내 중식당들이 음식에 MSG를 넣지 않는다고 광고하게 만들었다. 추측에 근거해서 쓴 그의 사연한 통은, 어떻게 미국과 세계 각국에서 그렇게 빠르게 호응을 얻었을까?

매사추세츠 의학협회가 출간하는 『뉴잉글랜드 의학저널』은 세계에서 가장 오래되고 가장 권위 있는 의학 학술지로 꼽힌다. 이들이 발행하는 주간지에는 기사, 학계 현황에 대한 비평, 활발한 토론을 장려하기 위한 사연 코너가 있다. 학술지의 영향력을 판가름하는 기준은, 그 학술지에 실린 논문의 인용 횟수다. 이 기준으로 볼 때 『뉴잉글랜드 의학저널』의 영향력 지수는 79점 이상으로, 『랜싯』이 기록한 53점이라는 점수가 초라해 보일 정도다(사실 53점도 상당히 높은 수치다). 이 학술지의 권위는 어마어마했고, 과학계가 주목해야 할 주제가 무엇인지 정해주는 결정권자 역할을 오랫동안 자처해왔다. 그 당시 『뉴잉글랜드 의학저널』 사연 코너에는 엄숙한 사연들과 더불어 웃기려는 강박이 묻어나는 사연들을 함께 소개하는 전통이 있었다. 지나치게 과학적이고 의학적인 말투로 허세를 부리면서 평범한 현상에 대해 자세히 설명하는 식이었다. 웃기려고 한 것 같지만 편집자들도 꽤 즐기는 눈

치였다. 한번은 '크라이오제닉 세팔랄지아cryogenic cephalalgia'에 대한 사연이 실렸는데, 그건 이 책을 읽은 독자라면 누구나 알고 있을 브레인 프리즈(저온 자극 두통)다. 프렌치 바닐라 동상, 스페이스 인베이더 손목, 신용카드 중독에 대한 이야기도 있었다. 그 시절 의학자들에게는 먹혔는지 몰라도, 이제 와서 다시 읽어보면 사회적으로 좀 문제가 있겠다 싶어 보이는 사연들도 있다.

호만 퀵의 사연에는 답장이 쇄도했다. 그의 의견을 지지하는 사람이 많았지만 콧방귀를 뀌는 이들도 있었다. 『뉴욕타임스』 같은 권위 있는 매체들까지 논쟁에 가세하며 문제는 눈덩이처럼 커졌다. 애초의 요지는 중식을 둘러싼 것이었지만, 논쟁의 초점은 이내 MSG의 역할로 옮겨 갔다. MSG 성분이 자연 상태의 식물부터 감자칩까지 어디에나 들어 있다는 점을 생각하면 한심한 논란이었다.

논쟁에 참여했던 사람들 중 한 명인 약리학자 허버트 샴버그는 자신이 한 말을 지켰다. 그는 MSG가 인간의 건강에 미치는 영향을 면밀하게 조사하면서, 신경학자 로버트 빅과 협력해서 실험을 설계했다. 두 사람은 피험자 13명에게 MSG를 다량 주입했으며, 실험은 당연히 성공적이지 못했다. MSG는 보통 주사기가 아니라 음식 섭취를 통해 우리 몸에 들어오는 성분이니 말이다. 이들은 MSG를 입으로 섭취했을 때 화끈거림, 안면 압박, 가슴 통증, 두통(참고로 편지 원본에는 두통이 명확하게 언급된 적 없다) 등의 증상이 나타났지만 사람마다 MSG에 대한 민감도가 크게 달랐다. 이 실험의 가장 큰 문제는 블라인드 테스트가 아니라는 것이었다(피험자는 자신이 실험 대상임을 알고 있었다). 그러다 보니 MSG라는 피고인은 선입견을 잔뜩 가진 배심원들에게 심판을 받는 처지가 되었다. 아기 쥐와 원숭이에 MSG를 다량 주입하는 실험도 있었는데, 인간과 같은 질환을 앓고 살아온 것도 아닌 쥐와 원숭이를 대상으로 했다는 점에서 굉장히 이상한 실험이었다. 글루타메이트는 신경계에서 가장 흔하게 찾아볼 수 있는 흥분성 신경전달물질이기 때문에 딱히 놀라운 일도 아니었다.

초기에 인간을 대상으로 했던 연구가 틀렸음을 입증하는 연구들이 1970년까지 쏟아졌지만 뒤늦은 후회였다. 대중은 이미 MSG에 대해 우려의 시선을 보내고 있었다. 얼마나 심각했는지, 이후 미국 대통령 후보(부시, 고어, 네이더가 출마한 2000년 선거)로 출마하기도 한 시민운동가 랠프 네이더는 1970년대 초 이유식에 MSG 사용을 금지하는 법을 만들고자 의회에 로비를 하기까지 했다. 모유에도 글루타메이트가 들어 있는 것을 생각하면 몹시 얄궂은 주장이다. 모쪼록 그의 건투를 빈다.

그 후로 가짜약을 사용한 많은 연구를 통해, MSG는 다른 가짜약들과 차이를 보이지 않는다는 것이 증명됐다. 하지만 대중은 아직도 마음을 돌리지 않았다. 1995년에 미국식품의약국FDA은 논란을 잠재우기 위해 미국 실험생물학회연맹에 심층 조사를 의뢰했다. 그 결과 빈속에 MSG를 정량보다 6배 더 섭취하면 허버트 샴버그가 인간을 대상으로 한 연구에서 발견했던 것과 비슷한 경험을 할 수도 있었지만, 그런 사람은 극소수에 불과했다. 게다가 MSG에 들어 있는 글루타메이트는 혈액뇌관문을 지나지 않으므로 편두통에서의 피질 확산성 탈분극을 일으키거나 정신을 활성화시키지 못한다. 그러므로, 어쨌든 MSG는 딱 집어서 편두통만을 일으키지 않는다. (호만 쾩이 쓴 편지에는 이런 말이 없었다!) 그렇다, 많은 사람의 믿음과 달리 MSG는 편두통의 원인이 아니다.

지금 정말 햄볶아요?

이론상으로 더 유력한 식품 관련 용의자는 질산염이다. 질산염은 질소와 산소를 함유한 화합물 혹은 자연에서 생겨난다. 녹색 잎채소, 당근, 셀러리에도 들어 있는(질소 비료 없이 기른 유기농 채소는 함유량이 조금 적을 수도 있다) 질산염은 강력한 항미생물제다. 그래서 베이컨, 소시지, 가열육을 가공할 때도 질산염을 첨가한다. 훈제육, 염장, 절인 고기에는 항상 질산염이 들어 있다. 산화질소가 인체에서 중요한 염증성 물질이며, 이 물질이 활성화되면 혈관 확장이 유도될 수 있다는 사실을 기억하는가? 이것은 보통 심혈관계의 중요한 기전이다. 혈관이 심장으로 일정하게 흐르게 하고, 혈액량을 필요에 맞게 최적으로 유지해준다. 심장에 혈액을 공급하는 혈관이 수축되는 협심증 환자들은 증상이 있을 때 니트로글리세린 스프레이를 혀 밑에 뿌리도록 처방받는다. 이 스프레이는 산화질소를 체내에 빠르게 흡수시켜서 광범위하게 혈관을 확장시키고 심혈관계에 가해지던 압박을 풀어준다. 다만 뇌혈관계에서도 혈관이 확장되다 보니 이 스프레이를 복용한 다음 두통이 따르는 경우가 많다. 하지만 근육 경도로 산화질소 농도가 치솟는 경우에도 이 물질이 삼차신경을 상당히 성가시게 잡아당겨서 긴장성 두통을 유발하는 것을 생각하면, 질산염은 피하는 것이 답인지도 모른다. 하지만 편두통 환자들이 질산염에 더 민감하게 반응할 가능성도 있을까?

그 답을 찾으려면 소화 계통, 특히 입에 대해 생각해봐야 한다. 입에는 타액, 타액 아밀라아제, 효소(우리가 삼킨 음식을 가장 먼저 분해하는 물질), 효소와 같은 일을 하는 온갖 종류의 박테리아가 있다. 이 박테리아 중 일부는 질산염을 아질산염으로, 다시 산화질소로 전환해서 체내에 빨리 흡수되게 한다(니트로글리세린 스프레이도 이 박테리아를 활용해 빨리 흡수시키기 위해 혀 밑에 뿌리는 것이다).

안토니오 곤잘레즈는 샌디에이고 캘리포니아대학교에 있는 롭 나이트 팀에서 일하면서 2016년에 대대적으로 진행된 미국인 소화기관 프로젝트 코호트American Gut Project Cohort에 참여했다. 그는 편두통을 겪지 않는 사람들에 비해, 편두통 환자의 입안에서 음식 속 질산염만 전환하는 박테리아가 더 많이 발견된다는 사실을 알아냈다. 산화질소는 전형적인 편두통의 기저를 이루는 뇌혈관계 현상을 일으킬 수 있는 물질이다. 입속 박테리아 수의 차이로 체내 산화질소 농도가 높아지는 것인지, 이 차이 자체가 편두통의 원인인지, 또는 단순한 현상에 불과한 것인지는 더 지켜볼 일이다. 하지만 이것은 문제의 뿌리를 찾아 내려가는 기발한 접근법이며 특히 질산염이 편두통에 영향을 끼치는 이유를 알아내는 또 다른 방식을 제시한다. 사실은 이번에도 편두통이 우리의 심혈관 건강을 지켜주려는 것일까? 두통으로 고통받는 중에는 이런 긍정적인 사고를 하기 힘들다.

이 현상에 대처하는 방법 중 하나는 항균성 구강 청결제를 사용해서 질산염을 전환하는 박테리아의 입속 농도를 줄이는 것이다. 2013년 런던 퀸메리대학교의 비카스 카필과 연구진은 이 방법만으로 혈압을 높이는 효과가 있음을 밝혀냈다. 체내 아질산염(산화질소의 전구물질)이 25퍼센트 줄어든 덕분이었다. 아니면 질산염이 잔뜩 든 햄 샌드위치를 그만 먹는 방법도 있다.

술이 원수

마지막으로 살펴볼 기제는 술이다. 알코올은 뇌와 뇌혈관계에 다양한 영향을 끼치며, 그로 인한 탈수증은 고약한 두통을 일으킨다. 하지만 알코올이 두통을 유발하는 기제일까? 알레산드로 판코네시는 이 연관성이 어떻게 보고되었는지 알아내기 위해 증거를 찾아 문헌을 뒤졌다. 그 결과 편두통 환자들은 긴장성 두통 환자들과 달리 알코올을 유발원이라고 보고하지 않았으며, 여성과 남성 간의 차이도 없었다. 편두통 환자의 10퍼센트만이 알코올을 빈번한 두통 유발원이라고 보고했으나, 나머지 90퍼센트는 술을 자제하기 때문에 이런 결과가 나왔을 수도 있다. 이 가능성을 뒷받침하는 알코올 소비 데이터도 있다.

알코올 가운데 레드 와인이 두통의 원흉이라는 보고가 있지만, 화이트 와인과 다른 음료들이 더 큰 원인이라고 보는 연구들도 있어서 논란의 여지가 있다. 이 현상은 지역적 차이로 발생하는 것이기도 하다. 영국 사람들은 레드 와인이 최악이라고 생각하지만 프랑스와 이탈리아 사람들은 화이트 와인과 샴페인이 두통을 일으킨다고 여긴다(나도 이쪽에 동의하지만 탄산은 역시 맛있다). 어쩌면 이것은 문화적 맥락에 따른 의견 차이일지도 모르겠다. 주변 사람들이 모두 그렇다고 하니까 그 말이 옳겠거니 믿는 것이다. 과학 한잔하고 본론으로 들어가보자.

이번 사건의 용의자는 황산염, 티라민, 히스타민, 플라보노이드다. 각기 다른 종류의 알코올에 함유되어 있으며 모두 범인으로 의심받고 있다. 검찰은 이 중 두통을 일으킬 힘을 가진 물질이 무엇인지(1장에서 다뤘던 숙취성이나 탈수성 두통과 별개로), 유달리 편두통을 일으키는 물질이 있는지 밝혀내야 한다.

소문에 따르면 와인에서는 황산염이 최악질이라고 한다. 와인을 양조할 때 아황산가스를 방부제로 사용하기 때문이다. 화이트 와인은 레드 와인보다 황산염 농도가 훨씬 높고 디저트 와인이나 스위트 와인은 그보다 더 높다. 황산염은 히스타민 분비와 연관돼 있으며, 이것은 민감도가 높은 사람에게 호흡 곤란(천식 환자들에게 흔한 증상)을 일으킬 수 있다. 황산염은 히스타민을 분비할 수 있는데, 히스타민은 폐 속 기관지를 좁히며 두통 유발원이기도 하다. 황산염은 세로토닌 수치를 높이기도 해서, 술을 마시는 동안 기분은 좋아지겠지만 그로 인해 혈관이 수축된다. 이것이 편두통에서 나타나는 신경 혈관 관련 증상의 원인인지는 아직 확실하지 않지만 혈관의 감각신경종말을 잡아당기는 반동 혈관 확장의 원인인 것은 확실하다. 그 외에는 증거가 시원치 않다. 황산염은 법망을 스리슬쩍 빠져나간다. 다른 음식(감자칩, 건포도, 말린 과일, 주스 등)에는 와인보다 아황산가스가 10배 더 많이 들어 있지만 이를 두고 투덜거리는 사람은 별로 없기 때문이다.

우리는 이미 중식당 혹은 다른 어디에선가 티라민을 접해봤다. 그러니 상습범으로 치부할 수도 있지만 주류(주종마다 농도가 조금씩 다르다)에 들어 있는 티라민은 농도가 지극히 낮고, 임상 과학자들이 티라민의 혈관 작용 능력을 증명하기 위해 사용한 양보다 훨씬 적다. 그러니 알코올 속 티라민은 무혐의로 풀어주기로 하자. 하지만 다른 식품 속 티라민에 대한 혐의는 여전히 풀리지 않았다.

또 다른 상습범인 히스타민은 그렇게 쉽게 빠져나가지 못한다. 주된 이유는 히스타민이 모든 알코올 음료가 일으키는 염증 반응의 범인이며 황산염에 의해 선동되기 때문이다. 히스타민은 레드 와인 패거리와 어울리며 뮈스카데화이트 와인 중 하나보다 말베크레드 와인 품종 중 하나에 훨씬 많이 들어 있다. 히스타민이 두통을 일으킬 수 있다는 것은 익히 알고 있고, 그중에서도 편두통에 치명타인 것은 안다. 하지만 알코올이 그런 두통을 일으키는 과정에서 히스타민이 주된 역할을 하는지는 아직 의문이다.

레드 와인 패거리에서 히스타민의 큰형님은 플라보노이드다. 플라보노이드는 여러 식물에서 자연적으로 생기며 방부제 역할을 한다. 알코올에서는 음료의 색, 맛, 식감을 형성한다. 플라보노이드는 화이트 와인보다 레드 와인에 23배 많이 들어 있고 종류도 여럿이다. 와인에 들어 있는 플라보노이드는 카테킨(차와 코코

아에 들어 있는 성분), 와인에 색을 부여하는 안토시아닌, 맛을 이루는 타닌 등이다. 문제는 이 특정한 플라보노이드들을 합치면 알코올음료 속 플라보노이드의 30퍼센트를 차지하고(레드 와인에서는 비중이 더 높다), 이 합성물은 PST(페놀설포 전이효소)-P를 억제하는 힘이 생긴다. 페놀은 체내 수치가 높아지면 면역 염증 반응을 일으킬 수 있는 유해 물질이며, PST-P는 페놀을 분해해준다.

자연에서 페놀은 강력한 방부제 역할을 하며, 석탄산 비누의 주성분이다. 석탄산 비누를 먹고 사는 사람은 없지만, 우리가 가장 흔하게 복용하는 진통제인 아세트아미노펜 내지는 파라세타몰에 페놀이 들어 있다. 페놀이 분해되지 않고 몸속에 남으면 해로운 영향을 끼친다. 따라서 PST-P를 억제하면 그런 약을 복용했을 때 받아들일 수 있는 독성 물질의 한계값이 줄어든다.

하지만 레드 와인 및 다른 주류의 이러한 효과는 편두통에 국한되지 않는다. 술은 모든 사람에게 불안감을 일으키지만 한 가지 눈여겨볼 점이 있는데, 1995년 런던 퀸메리대학교의 마크 샌들러는 편두통 환자들을 검사한 결과 PST-P가 결핍되어 있음을 발견했다. 이들의 몸에는 알코올이 이중으로 부담을 준다는 의미였다. 지금 당장도 부족한 PST-P가 미래에는 더 부족해질 것이기 때문이었다. 심지어 주류 중에는 에탄올과 히스타민 작용을 통해 혈관과 신경 말단에서 산화질소를 분비시켜 혈관 확장을 일으키는 종류가 많다. 그리고 에탄올 자체는 CGRP 분비를 촉진한다. CGRP는 편두통 환자에게서 수치가 높게 나타나며, 혈관을 왕성하게 확장시킨다.

하지만 전체적으로 보면, 우리는 아직 판결을 내리지 못했다. 레드 와인을 악당으로 몰아세우는 연구들이 있는가 하면, 누군가는 화이트 와인을 비난한다. 서기 연도가 시작되던 먼 옛날 켈수스가 첫 의학 백과사전을 쓰던 시절부터 7세기 아이기나의 파울루스가 새로운 의학 백과사전을 저술할 때까지, 와인과 두통의 연관성이 거론되어왔다. 따라서 와인을 의심하는 이 서사에는 역사적 선례가 있다고 볼 수 있다. 모든 혈관 수축 기전에는 혈관 확장이 함께 있다. 그리고 두통 유발원인 에탄올을 제외하고 와인 속 어느 성분이 문제인지를 밝혀내기란 매우 어렵다. 모든 요인은 다양한 혈관성 두통을 일으키므로, 와인이 편두통만 유발한다고 콕 집어 말하기는 힘들다. 하지만 일부 사람들이 술을 마신 다음 편두통을 앓게 되는 것은 편두통성 뇌의 특징이다. 알레산드로 판코네시의 연구에서는 편두통 환자의 10퍼센트만이 알코올을 두통 유발원으로 지목했지만 말이다. 국제두통질환 분류 기준은 엄격해서, 물질 유도 독성 효과를 비롯한 다른 두통의 원인이 있을 수 있으면 편두통으로 진단할 수 없다는 입장이다. 하지만 앞서 살펴보았듯 '편두통 환자'는 그런 독성 효과로 인해 편두통을 앓을 수 있는데도 극도의 두통 증상만으로는 편두통이라는 진단을 받을 수 없다. 마지막으로, 이렇게 다양한 주류를 아우르는 실험은 굉장히 고난도임을 기억하자. 싸구려 와인을 세 잔 넘게 마시고 나면 두통이고 뭐고 신경 쓸 정신이나 있겠는가?

내 몸은 내가 챙기자

지금까지 살펴본 내용을 통틀어보면, 편두통 유발원은 차고 넘친다. 난원공 개존처럼 결정적인 유발원도 있고, 질산염처럼 피할 수 있는 유발원도 있다. 우리에게 익숙한 유발원이 있는가 하면, 좀더 알아봐야 하는 유발원도 있다. 개개인의 차이도 크며 모든 유발원을 처치해주는 단 하나의 만능열쇠는 없다. 물론 치료보다는 예방이 낫지만, 수마트립탄과 에레뉴맙이 개발되면서 치료 기술에도 큰 진전이 생겼다. 두 치료제 모두 편두통이 시작되기 전과 진행되는 동안 우리 뇌와 몸에서 무슨 일이 벌어지며 그 원인은 무엇인지, 편두통의 특이한 점은 무엇인지 더 확실히 이해하게 되면서 거둔 성과다. 그렇다면 여러분은? 여러분은 저마다 독보적인 존재다. 편두통 유발원은 스스로 파악해야 하며, 오직 나 자신만이 유발원의 정체를 이해할 수 있다. 보통 사람들에게는 별것 아니지만 편두통 환자에게는 쉽사리 두통을 유발할 수 있는 요인들이 있다. 자신이 통제할 수 있는 것과 없는 것이 무엇인지 구분해낸다면 편두통이라는 불청객을 쫓아낼 수 있을 것이다.

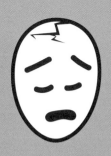

8장

그래서 그 다음은?

당신이 나와 같은 사람이라면, 우리가 두통을 치료하고 나아가 예방하는 방법을 아직도 확실하게 모른다는 사실에 분노했을지도 모르겠다. 두통은 인류 진화의 역사와 함께해왔다. 인간이 달에 다녀온 지도 50년이 지났고, 이제는 그 시절의 첨단 우주공학 기술과는 비교도 안 되는 고도의 기술이 손바닥만 한 휴대전화에 담겨 있다. 그런데도 두통이라는 문제는 왜 여태 해결하지 못했을까? 복잡하다. 우리가 이해할 수 있는 원인도, 이해할 수 없는 원인도 있다.

우리가 이해할 수 있는 원인부터 생각해보자. 우리는 두통에 대해 많은 것을 안다. 어떻게 나타나는지, 두통이 진행되는 동안 몸에서 무슨 일이 일어나는지, 사람들이 두통을 어떻게 경험하는지 알고 있다. 의학, 임상, 분자 과학 조사를 통해 두통에 영향을 미칠 수도 있는 CGRP 같은 분자들, 피질 확산성 탈분극 같은 체내 현상에 대해 그 어느 때보다 잘 알게 되었다. 물론 시작부터 헛다리를 짚은 적도 있고 허무맹랑한 주장이 나온 적도 있지만(MSG 드실 분?) 과거에는 이런 수준에 대처하는 치료법이 나와서 성공적으로 사용되어왔다. 하지만 인간 만사가 그렇듯, 사업과 마찬가지로 과학도 숲이 아닌 나무를 보는 문제에 부딪치곤 한다. 큰 그림을 보지 못하고 자그마한 점 하나에만 주목하는 것이다. 그런 관점으로는 그림 전체를 잘못 이해하기 십상이다. 가령 내 사진이어도 한 픽셀만 컴퓨터 모니터에 가득 차게 확대해놓고 보면 그 사진의 주인공이 나라고 생각할 수 있을까? 사람 피부인지, 종이봉투인지 헷갈릴 수도 있다. 사진을 축소하면 그제서야 그게 얼굴이라는 것을, 다름 아닌 내 얼굴이라는 것을 알게 된다.

두통에 관한 연구에서는 이런 화면 '축소'를 통해 연구의 목적이 타당한지 확인하는 과정이 굉장히 중요하다. 분자과학자, 생리학자, 혈류역학자(혈류를 거세게 또는 원활하게 만드는 원인을 연구하는 과학자), 컴퓨터과학자, 통계학자, 임상학자, 신경과학자, 심리학자, 물리치료사, 나아가 환자들까지도 연구에 동참해야 한다. 이렇게 여러 학문 분야를 넘나드는 접근 방식에 미래가 있다. 그래야 올바른 질문을 던졌다는 확신을 가지고 도출된 답을 인간의 경험과 현실에 맞게 해석할 수 있다. 다른 학문 분야에서 지혜를 빌려올 수도 있다. 여러 분야를 아우르면서 전개되는 이야기의 자취를 따라가는 것은 내 인생의 큰 기쁨이다.

고동치는 생명의 리듬

이 모든 것의 시작에는 뉴욕대학교 교수인 콜롬비아인 신경과학자 로돌포 이나스와 그의 연구진이 있다. 때는 1990년 말, 단일 신경세포들이 뇌의 여러 부위에서 서로 소통하는 방식을 오랫동안 연구해온 그는 대왕오징어의 신경 접합부에서 전달물질이 분비되는 것을 관찰하다가 연구의 초점을 바꿨다. 이는 진행 중인 연구의 범위를 변경하는 방법을 보여주는 훌륭한 예시다.

로돌포는 현미경에서 눈을 떼고 뇌 전반에서 신경세포들이 정보를 주고받는 방식을 연구하기 시작했다. 자기 뇌파 검사MEG를 이용해 파킨슨병 환자들을 관찰한 결과, 운동 피질(우리가 몸을 움직일 수 있게 해주는 영역)이 작용하는 순간 환자들이 경련을 일으키는 양상이 나타났다. 1초에 세 차례 정도 경련을 일으켰다. 뇌에서 이 양상이 보이는 부위는 운동 피질뿐 아니라, 피질 밑에 자리한 시상도 포함돼 있었다. 시상부는 피질의 모든 부위와 서로 연결되어 있기 때문에 이 '시상-피질 고리'는 우리가 하는 모든 활동에 관여한다. 로돌포는 운동 장애(파킨슨이 앓았던 질병)에 관심을 가지면서 운동 시상-피질 고리를 추적한 결과, 시상부가 피질에서 일어나는 일의 속도를 정한다는 사실을 발견했다. 시상-피질 고리 어디서든 비정상적 변화가 일어나서 어떤 기능에나 영향을 끼칠 수 있으며, 이 증상은 다양한 뇌 질환에서 나타났다. 시상부는 다른 부위에서 입력된 정보를 바탕으로 신호를 생성해서 피질에 보낸다. 따라서 무조건 문제의 원인이라고 볼 수는 없지만, 이에 대한 반응은 증상을 악화시킨다.

자기 뇌파 검사MEG

기능적 영상의 최고 장점들만 모아놓은 기술로서, 어느 지점에서 무슨 일이 일어나고 있는지를 놀랍도록 명확하게 보여주는 한편, 뇌파 검사 같은 생리 반응 기록을 통해 그 일이 일어나는 시점도 알려준다.

MEG 장비는 우리 뇌가 생성하는 자기장을 감지하고 판독한다. 뇌에는 전류가 가득 흐르고 있으며, 전류가 흐르는 곳에는 자기장이 함께 존재한다. 이것은 1831년에 영국인 과학자 마이클 패러데이가 발견한 전자기학의 원칙이다. 그는 미친 과학자의 표본처럼 생겼는데(옛날 과학자들의 사진을 기준으로 보면 그렇다는 뜻이다. 나는 머리가 벗겨지고, 얼굴에 수염이 덥수룩하고, 프록코트를 입지 않으면 과학자가 될 수 없을 거라고 생각하곤 했다), 에너지를 둘러싼 판도, 에너지에 대한 이해, 에너지 이용 방식을 근본적으로 바꿔놓았다. 우리는 일상에서 그가 세운 이론의 전형들로 둘러싸여 있으며(예를 들어 전자제품 전원을 켤 때마다), 그의 연구는 경두개 자기자극법과 자기 뇌파 검사의 기반이 되었다.

이 사실을 알게 되면서 우리는 엄청난 기회를 얻었다. 시상부에서 나온 이상 신호가 피질에 작용해서 증상을 유발한다면, 이것을 활용할 수도 있지 않을까? 취리히 출신 신경외과 의사 다니엘 장모노는 연구 초기에 이상 신호가 있는 것보다 신호가 없는 것이 낫다는 전제 아래, 파킨슨병 환자들의 시상부 중 운동 고리에 관여한다고 생각하는 국소 부위를 파괴했다. 그 부작용은 어마어마했다. 20년 전에는 그렇게 정밀한 기술이 없었고 필요한 신경세포들을 정확하게 구별하기란 불가능했던 것이다. 다니엘이 비정상적 신호를 '듣기' 위해 해당 부위에 전극을 놓기 시작하면서부터 큰 진전이 생겼고, 그 비정상적 신호를 보내는 부위를 파괴할 수 있게 되었다. 이제 결과가 훨씬 좋아져서 경련이 줄어들거나 멈췄지만 아직은 여기저기 위험이 도사리고 있었다.

그렇다면 한 부위를 파괴하는 대신, 느릴 대로 느려진 신경 점화 속도를 정상 속도로 높이는 방법은 어떨까? 심장 수축을 유발하는 전기 활동의 속도가 자연적으로 조절되지 않을 때 이런 조치를 취할 수 있으니, 뇌에도 같은 방법을 시도할 수 있다. 이것을 뇌 심부 자극술이라고 하며, 파킨슨병이나 근육 긴장 이상(모든 근육이 수축되는 증상) 같은 운동 장애, 강박 장애, 투렛 증후군, 이명, 편두통, 군발 두통 등 다양한 질환에 도움이 될 수 있다. 이 치료법의 효과는 즉각적이고 확실하다. 속도조절기 배터리를 가슴 부위 피부 밑에 삽입해야 하며, 자기장을 흘려 보내서 자극기를 끄면 증상이 바로 돌아온다. 심지어 뇌 양쪽에 자극기를 놓고 몸 양쪽의 증상을 통제할 수도 있다. 그야말로 삶을 바꾸는 의술이다.

시상부에서 나오는 신호가 느려지면, 그 신호를 공급받는 피질 부위, 태풍의 눈이라 할 수 있는 그 부위가 몹시 비정상적인 정보를 입력받아서 이상하게 작동한다는 의미다. 심지어 피질에 안정적인 정보가 지속적으로 입력되는 대신, 이제 급작스러운 작용이 불규칙적으로 입력된다. 그러면 피질이 작용을 억제하는 일반적인 방식이 무너진다. 즉 해당 부위가 과활성화되어 폭풍의 눈에서 발산되는 흥분파를 일으킨다. 이 설명은 6장에서 살펴본, 편두통 공격이 시작될 때 겪는 파동과 굉장히 비슷하게 들린다. 이 파동 직후에는 침체기가 따라온다. 편두통의 경우, 시상-피질의 현상이 어디에서 비롯되는지는 확실하지 않다. 지금까지 설명한 것처럼 원인은 몇 가지가 있을 수 있다. 편두통 환자의 과활성화된 시각피질이 시상부에 다시 신호를 보내고, 시상부는 피질에 보내는 신호의 속도를 더 늦춰서 이 사태를 바로잡으려고 하는 것이 문제일 수도 있다. 로돌포 이나스가 '시상-피질 리듬 장애'라고 지칭한 이 현상은 편두통 증상에 연루되어 있는 것이 분명하다.

즉 약이 잘 듣지 않는 사람들에게는 다른 방법이 있다. 시상부와 피질 사이의 정보 교환 통로를 재조정하기 위한 뇌 심부 자극술은 믿을 만한 최후의 치료 수단으로서 좋은 효능을 보여줄뿐더러 군발 두통에도 효험이 있다. 군발 두통에 대해서는 시상하부의 부위들이 범인이고, 이 부위들이 시상부에 영향을 끼치는 것으로 보인다. 유니버시티칼리지 런던의 신경외과 의사 하리스 아크람은 통증 인지에 관여하는 삼차 및 기타 부위가 시상하부와 만나는 부위에서 출발해 시상하부 뒤쪽을 향해 자극을 가하는 것이 효과적임을 알아냈다. 2017년에 그는 통증이 30퍼센트 감소했다고 보고했다. 신경외과적 기술이 발전하고 근본적인 신경 과학에 대한 이해도가 높아지면서 정밀도가 훨씬 높아졌고, 이 치료술에 대한 신뢰도도 함께 올라간 것이다.

자기장의 현장

우리 눈에 보이는 증상들을 발생시키는 뇌의 가장 바깥층의 작용에 자극을 가하는 치료술도 있다. 이 방법은 편두통을 앓는 사람들에게 특히 중요하다. 앞서 경두개 자기자극법을 사용하면 뇌 속 신경세포들이 있는 부위를 잠시 동안 되돌릴 수 있는 방식으로 활성화시킬 수 있다고 배웠다. 환자는 자기 펄스를 두개골로 흘려 보내는 자기 코일을 쥐고 있어야 한다. 머리를 살짝 누르는 느낌이 들지만 자기 펄스는 두개골을 손쉽게 통과해서 그 밑에 있는 뇌조직으로 흘러간다. 마이클 패러데이가 고안한 전자 유도를 통해, 이 자기 펄스는 뇌에 전류를 보내서 활동 전위를 발생시킨다. 실험실에서 이 기술을 이용하면 뇌의 특정 부위가 무슨 일을 하는지, 언제 다른 영역에 말을 거는지 확인할 수 있다. 다양한 치료법이 나왔기에 이제는 환자가 집에서 편두통 예방용으로, 또는 편두통이 시작된 후의 치료용으로 이 기술을 이용할 수 있다.

현재 가장 널리 권장되는 치료법은 환자가 머리 뒤쪽에서 기기를 잡은 상태로 30초 간격을 두고 펄스를 두 차례 전달하는 방식이다. 나는 경두개 자기자극법 치료를 25년 동안 시행해왔으니 좀 회의적이더라도 이해해주기 바란다. 우리가 실험실에서 사용하는 프로토콜은 펄스를 전달하는 뇌 속 위치와 펄스의 강도 면에서 모두 정밀도가 훨씬 높다. 인간의 뇌는 경두개 자기자극법 코일이 보내는 자극을 소음 공해로 여기기 때문에, 무엇이라도 알아내려면 정확성을 기하는 수밖에 없다. 머리 뒤에서 기기를 부정확하게 잡은 채 펄스 두 번으로 뇌를 간질여 한 번에 1000분의 1초 정도씩 뇌에 영향을 미치면서, 해당 부위가 동시에 작용하기를 기대하는 것은 너무 야무진 꿈인 것 같다. 그래도 무작위 대조군 연구가 진행된 적은 있다. 조짐 증상이 있는 편두통 환자 164명 중 39퍼센트는 치료를 받고 두 시간이 지난 뒤 통증이 사라졌다. 반면 가짜약을 복용하고 통증이 사라진 환자는 22퍼센트였다. 나아가 29퍼센트는 24시간 뒤에 편두통이 재발하거나 치료를 더 이상 필요로 하지 않았으며, 가짜약을 복용하고 같은 성과를 보인 환자는 16퍼센트였다. 다른 무언가가 있을 수도 있다. 경두개 자기자극법 치료를 하더라도 다른 치료를 얼마든지 함께 할 수 있으므로, 편두통을 무찌르기 위한 비책 중 하나로 아껴둘 수 있다.

다양한 비약물요법 개발에 중요한 요소 중 하나는 규모다. 이번에는 목의 어느 쪽에서나 수월하게 접근할 수 있는 신경의 활동을 조작하는 것에 주목한다. 미주신경은 열 번째 뇌신경이며, 몸 양쪽에 하나씩 있다. 심장이 더 빠르게 뛰어야 한다고? 문제없다. 혈관이 확장되거나 수축되어야 한다고? 그것도 미주신경이 할 일이다. 미주신경은 감각 피드백을 통해 자신이 무슨 일을 했는지 뇌에 알려주고, 통각수용기에서 나온 통증 신호를 뇌로 올려 보낸다. 이런 사실을 바탕으로, 통증 네트워크에서 말초절인 미주신경과 교류하는 경피적 미주신경자극술tVNS이 개발되었다. 휴대전화만 한 크기의 기기를 목에 고정시켜두고 90초 정도 전류를 흘려 보내면, 미주신경이 자극을 받아 삼차신경 통로에 있는 통증 신경세포들의 발화율을 조절한다. 이렇게 하면 연쇄 반응에 의해, 통증 반응을 억제하는 힘이 강해져서 우리 뇌의 통증 인지에까지 영향을 미친다. 이 치료법은 군발 두통 환자, 수마트립탄 주사를 견디지 못하는 사람, 경구 복용하는 수마트립탄으로 효과를 보지 못하는 사람에게 특히 효과적이다.

짚신도 짝이 있다

가변성도 생각해봐야 한다. 여러 치료법이 개개인에게 얼마나 효과적인지 판단할 때 이 점을 고려해야 한다. 임상 시험을 통해 약물을 투여할 때는 가변성을 최소화해야 그 약이 효과적인지, 안전한지 여부를 최대한 명확하게 확인할 수 있다. 하지만 이 단계에 오기 전에 거쳐야 할 과정이 있다. 약물을 개발하려면 국립연구협회나 제약업계에서 후원을 받아야 한다. 약을 투여해볼 수 있는 단계에 이르면 법규에 따라 두 가지 동물 모델에 실험을 해야 하며, 주로 쥐와 개를 이용한다. 그 실험을 통과해야만 인체에 임상 시험을 할 수 있다. 행동하는 수준이 쥐나 개와 다를 바 없는 사람이 많은 건 사실이지만, 비교생리학적으로 그들은 인간과 전혀 다른 종이다. 실험실에서는 동물을 질병에 걸리게 한 다음, 새로 개발한 약물로 치료를 시도한다. 여기에 실패하면 처음 부터 다시 개발에 착수해야 한다. 하지만 생리학적 차이 때문에 사람에게는 효과적일 수 있는 약이 동물에게는 듣지 않는다면 어떻게 할까? 반대로 동물에게는 효능이 있지만 인간에게는 전혀 듣지 않거나 치명적인 영향을 끼치는 예는 이미 무수히 많다.

이 단계에서 동물을 이용하는 대신, 인간에게 투여할 약을 실험해볼 더 좋은 방안을 찾아야 하지 않을까? 그러면 우리는 과학을 발전시키는 것은 물론 동물을 거쳐서 먼 길을 돌아가는 대신 정답에 이르는 지름길을 찾고, 지구에서 더불어 살아가는 생명체들을 일부러 병들게 하지 않을 수 있을 것이다. 과학계에서 이 문제 해결에 큰 진전을 보이고 있는 것은 무척 기쁜 일이다. 나는 박사 후 과정을 밟던 시절에 애니멀 프리 리서치라는 멋진 단체에서 후원을 받았다. 이들은 동물 실험의 대안을 찾는 모든 과학자를 지원한다. 경두개 자기자극법이 등장하기 전까지 인간은 원숭이의 뇌에 병변을 일으켜서 실험을 하곤 했다. 이런 방식은 내가 추구하는 길이 아니기에, 이를 대체할 믿을 수 있고 효과적인 방안을 찾는 건설적인 노력에 동참한다는 것이 영광이었다.

다음으로는 임상 시험 전 동물 실험을 의무화하는 법을 바꾸고, 동물 모델을 대신하는 인간 기반 실험에 확신을 가져도 좋다는 것을 증명해야 한다. 지금까지 동물 실험에 실패했다는 이유만으로 묻혀버린 훌륭한 치료법이 얼마나 많을지 모르는 일이다. 안 그래도 신약 개발이 이렇게 힘든데, 이런 법 때문에 귀중한 실험 기회를 버려가며 일을 더 어렵게 만들 필요가 있겠는가?

임상 시험 자체는 또 다른 문제다. 최근 들어, 상당수의 시험이 남성을 대상으로 이루어진 것에 대한 우려가 커졌다. 여성호르몬이 주기적으로 분비된다는 특성상 시험을 복잡하게 만들기 때문이다. 이것이 사실인지 확인하기 위해, 네덜란드 레이던에 있는 헤이르트 라봇스는 미국에서 FDA 승인을 받은 약물 38종(그리고 해당 시험 참가자 18만 5000명 이상)에 차이가 있는지 조사했다. 당연하게도, 부작용과 약물이 체내에서 작용하는 과정을 조사하는 1차 시험에서 차이가 있었으며 참가자 중 여성은 22퍼센트에 불과했다. 1차 시험은 참가자를 20~50명 정도로 한정해 소규모로 진행하는 경우가 많은데, 이 시험 결과에 따라 2차 시험 진행 여부가 결정된다. 100명 이상이 참가하는 2차 시험은 부작용과 효능을 확인하는 단계다. 3차 시험에는 수천 명이 참가하며 무작위로 진행된다. 새로 개발한 약물을 표준 치료법과 비교해서 더 나은 점이 있는지 알아본다. 2차와 3차 시험에서는 성비가 동등한 수준으로 개선된다. 하지만 1차 시험이 관건이기에, 앞으로 생각해봐야 할 문제임이 분명하다.

차이가 생기는 것은 성별 때문만이 아니다. 저녁형 인간인지, 아침형 인간인지에 따라 약을 복용하는 시간을 조절해야 한다. 예를 들어 고혈압인 사람이 밤에 약을 먹으면, 혈압을 조절하는 신체 기관인 레닌-앤지오텐신-알도스테론 계통에 가장 강하게 작용하고, 효과가 오래 지속된다. 이 기관은 밤에 잠을 자는 동안 활성화된다. 이것을 시간 요법이라고 한다. 적시에 적절한 약물을 적정량 복용하면 복용량을 줄이면서도 더 큰 약효를 기대할 수 있다.

　현재는 모든 성인이 몸집이나 신진대사에 관계없이 약물 복용량을 동일하게 처방받는다. 동반 질병까지 생각하면 문제는 더 복잡해진다. 머리가 아픈데 부정맥이 있고 엄지발가락이 아픈 경우, 이 증상들이 서로의 원인이 된다고 보면서 종합적으로 진단을 내리지 않을 때가 많다(혈액 순환 문제로 인한 통풍 등). 대부분, 특히 나이가 들수록 다양한 통증과 고통이 무작위로 나타난다. 하지만 그런 환자의 상태를 한 발짝 떨어져서 바라보면 두통을 두통 그 자체가 아니라 다른 방식으로 치료할 수 있는 혈액 순환 문제라고 진단할 수 있다. 최적의 치료법을 찾기 위한 개개인의 생체리듬을 생각해보면, 다양한 영역의 정보를 취합했을 때 좀더 환자 개인의 특성에 맞고 효과적인 치료법을 찾아낼 수 있다.

　그렇다면 우리 눈에 보이지 않는 것들은 어떻게 할까? 어떻게 하면 한평생을 한 편의 서사시로 풀어내고 그 안에서 두통 유발 요인을 찾아낼 수 있을까? 이를 위해서는 먼저 각자의 인생이라는 옷장을 헤집어보아야 한다. 옷을 전부 꺼내서 좀먹은 부분이 있는지 살펴보자. 좀먹은 옷이 있거든, 배울 점만 취하고 버리자. 아직 멀쩡한 옷이어도 한번 고민해보자. 과연 그 옷을 계속 입을 것인지. 가장 좋은 방법은 역시 일기를 쓰는 것이다. 매일 정성스럽게 쓸 필요는 없고, 하루를 기록하는 정도면 충분하다. 뭘 먹었는지, 언제 얼마나 운동을 했는지, 뭘 마셨는지, 하루 중 어떤 순간에 어떤 기분을 느꼈는지, 어떤 정서적 압박을 받았는지 등을 써 내려가자. 몸이 안 좋을 때만 기록을 해두기 쉽지만, 몸 상태가 좋을 때의 기록과 비교해보는 것이 매우 중요하다. 건강에 영향을 미치는 신체적·정신적 요인을 모두 들여다봐야 한다. 그리고 3장에서 만났던 소아 이비인후과 전문의 케이트 블랙모어처럼 우리도 탐정을 자처할 수 있다. 자기 자신의 인생을 조사하는 탐정이 되는 것이다. 두통 유발원은 누구에게나 있다. 탈수, 자세, 섬광처럼 조심하고 관리할 수 있는 유발원이 있는가 하면, 두통 증상이 나타나기 전까지는 종잡을 수 없는 정체불명의 유발원도 있다. 두통은 머리에만 머무르는 통증이 아니다. 다른 신체나 우리가 하는 행동에 두통의 원인이 있을 수도 있고, 두통이 몸과 행동에 영향을 끼칠 수도 있다. 이 점을 알고 있다면 두통을 좀더 전체적인 관점에서 바라볼 수 있을 것이다.

통증은 그냥 넘길 문제가 아니다. 심각하게 받아들이자.

2장

1　내 수업은 보통 1월에 진행된다. 마야가 데이터 대부분을 수집한 시기와 같은 달이다. 아이스크림 두통은 따뜻한 날씨에서만 생긴다는 이론이 있다. 캐나다 온타리오가 1월에 가장 따뜻한 지역은 아니지만(마야는 기온이 영상으로 올라가는 날이 거의 없었다고 했다. 멕시코 만류에서 데워진 온대 기후에서 자란 나에게는 살 떨리게 추운 기온이다), 마야는 실내에서만 실험을 진행했으므로 항상 실온이 유지되어서 이 논쟁이 적용되지는 않은 것 같다. 마야와 나는 모두 비교적 따뜻한 환경에서 실험을 진행해서 아이스크림 두통이 제대로 나타났을 것이다.

2　로버트 스미스는 나와 마찬가지로 더블린에서 태어나고, 제2차 세계대전 당시 더블린 트리니티대학교에 입학해 1946년에 졸업했다. 이후에는 영국 서리 Surrey로 옮겨 가서 의사로 일했고, 전후 독일에서 영국군과 군인 가족을 위한 의료병으로 복무한 다음 영국 의료보험이 신설되었을 때 최초의 일반 의원 수습생 중 한 명이 되었다. 그 후 영국 런던 가이병원, 미국 노스캐롤라이나주 채플힐, 신시내티대학교에 가정의학과를 세웠으며 신시내티두통센터도 설립했다. 바쁘게 일하는 와중에도 그는 통증의 다양한 양상을 연구했다. 그 과정에서 얼음도 다루게 된 것이다.

3장

1 화이트워터 카약은 겨울 스포츠다. 나는 카약을 탈 때 래시가드 상하의, 잠수복, 방수 우비, 조끼, 방수 바지를 입고 잠수 부츠를 신으며 속모자와 헬멧까지 쓴다. 그러고도 다리가 젖지 않도록 카약 조종석에 덮개를 씌운다. 나는 워터파크에 가더라도 그런 차림일 것이다(당연히 실내 워터파크). 사람들의 시선은 딱 질색이니 말이다.

2 나는 그 수영장이 염소를 사용한다는 사실에 더없이 감사했다. 그날 파도풀에서 내 옆에 있던 남자아이가 엄마에게 "저 쉬할래요…… 아, 괜찮아요"라고 외치는 걸 들었기 때문이다. 그 순간 아이의 표정에 평온이 감돌았지만 나는 재빨리 물러날 수 없었다. 사실 미끄럼틀에 걸려서 반바지와 그 안에 입은 수영복이 찢어진 상태였고 그 모습이 단정치 못해 보일까 걱정이었다.

3 폐렴구균은 1881년에 프랑스의 유명한 화학자 루이 파스퇴르와 미국 군의관 조지 스턴버그가 각각 발견했다. 이것은 작은 칼날처럼 생긴 그램 양성 박테리아이며 길쭉한 구체 내지는 '구균'들로 이루어져 있다. 보통 짝을 이뤄서 '쌍구균'이 되며, 1920년까지는 쌍구균이라는 이름으로 불렸다. 입체적으로 보면 구체들이 줄줄이 이어진 것 같은 아름다운 형상이다.

4 특정 사람들이 아스피린에 민감하게 반응하는 천식, 부비동, 폴립 삼총사를 앓는다고 기록된 사례가 몇 가지 있다. 천식과 폴립 환자의 30퍼센트는 아스피린에 민감하다(이부프로펜에도 민감하다). 이러한 복합 반응은 아스피린의 활동이 프로스타글란딘 면역반응을 차단하는 것과 관련 있는 듯 보이지만 확실한 원인은 밝혀지지 않았다.

4장

1 마리오 웨이크 같은 사회심리학자는 이것을 '계획오류'라고 부른다. 권력이 있거나 다른 사람들에게 일을 시키는 자리에 있는 사람들은 일을 완료하는 데 드는 시간을 과소평가하는 경향이 있다. 이것은 이들이 어리석은 탓이 아니다. 다만 지금 주어진 과업을 기존에 했던 일과는 다른 고유의 업무라고 생각하면서, 과거에 비슷한 상황에서 어떤 일이 생겼었든 이번에는 그때보다 괜찮으리라고 생각한다는 것이 문제다. 게다가 이들은 다른 사람에게 자신이 요청한 업무 말고 다른 할 일이 있다는 것을 생각하지 않는다. 계획해둔 결과를 이루는 것에만 신경 쓰느라 그 결과를 내기 위해 거쳐야 할 과정을 간과하는 것이다. 그래서 일정이 어긋나지 않으려면 주변 사람이 모두 초능력

자여야 하고, 그런 사람들만 곁에 있으면 그의 현실감각은 점점 더 떨어진다.

2   갑상샘 항진증 같은 다른 기저질환 때문에 심장박동이 너무 빨라서 베타 차
단제를 복용할 수도 있다. 갑상선 호르몬은 신진대사 속도에 중요한 영향을
미치며 보통 시상하부, 뇌하수체, 갑상선 사이의 정보 교환을 통해 철저하게
조절된다. 가장 흔한 갑상선 질환은 자가 면역 질환이다. 우리 면역체계가 갑
상선을 공격하고, 그에 대한 반작용으로 갑상선이 더 커져서 갑상선 호르몬
이 더 많이 분비되는 증상이다. 이 질환이 있는 환자들은 안정 시 심박수가
굉장히 높아서, 분당 100회를 초과하기도 한다. 자가 면역 질환자는 늘 숨이
가빠하고 말이 빠르며 어린이 축구단 소속 선수를 전부 모아놓은 것처럼 에
너지가 넘친다. 인지적 관점에서 이들은 성미가 급하고, 스트레스를 많이 받
고, 깊이 생각하는 걸 힘들어한다. 그 원인 중 하나는 심장이 빨리 뛰고 호흡
이 가쁜 것을 뇌가 위협으로 받아들이기 때문이다. 베타 차단제는 신체 기관
에 영향을 미쳐서 우리 몸에 있는 정서적 스트레스 유발원을 가라앉히는 방
식으로 이런 현상을 진정시켜준다. 하지만 정서적 원인 자체에 작용하는 것
은 아니다.

5장

1   1998년까지는 독립적인 두통 유형으로 인정받지 못하고, 편두통과 하나로
묶였다. 하지만 그보다 몇백 년 앞선 1694년에 네덜란드 의사 니콜라스 툴프
가 처음으로 상세히 기술했다.

2   이미 눈치챘는지 모르겠지만 나는 설명적이지 않은 용어를 좋아하지 않는다.
'stroke'보다는 'apoplexy' 'subarachnoid haemorrhage' 'ischemia' 같은
표현이 좋다. 오늘날 'stroke'라는 용어가 쓰이는 이유는 종교의 영향이다. 뇌
졸중은 삽시간에 삶을 송두리째 바꾸는 경우가 많아서 '신에게 일격'을 받은
것 같다고 하다가 이 명칭이 자리잡았다.

3   내가 군발 두통이라는 용어를 좋아하는 건 이런 화려한 역사 때문인지도 모
른다.

4   흥미롭게도 우리 뇌에는 복잡한 행위를 수행하게 해주는 HCRTR2 수용기가
전체적으로 퍼져 있어서, 오렉신은 여러 생리적 기능을 통합시키는 것으로
유명하다.

5   전자담배는 궐련처럼 한 개비씩 말려 있지 않아서 흡연 습관을 추적하기 어
렵기 때문에, 니코틴 복용에 미치는 영향을 논하는 것은 시기상조다.

6   이에 따라 시간표를 개편한 학교들은 무단결석이 대폭 줄어들고 학생들의 삶

의 질과 정신 건강이 크게 개선되었다고 한다. 청소년에게 일찍 자라고 하는 건 아무 의미 없다. 아직 자려면 멀었다. 청소년은 어른과 다른 시간대를 살아간다.

7 물론 그 시절에는 이런 사실을 몰랐다. 당시에는 스트레스와 나쁜 식습관이 원인이라고 생각했다. 1982년이 되어서야 호주인 의사 배리 마셜과 로빈 워런이 위궤양의 원인은 박테리아라고 밝혔고, 과학계와 의학계는 1984년에 이르러서야 이들의 의견에 귀를 기울이기 시작했다. 학계의 무관심에 좌절한 이들은 연구의 완전성을 입증하고 싶었다. 그래서 로빈 워런은 두 사람이 심혈을 기울여 분리해낸 박테리아가 떠다니는 용액을 마셨다. 짜잔! 그는 이렇게 해서 몸소 위궤양에 걸리고, 항생제를 복용해서 자신을 완치시켰다. 의료계의 반응은 그를 못 믿겠다는 이들과(박테리아가 원인이라면 왜 그 전에는 발견하지 못했을까? 전형적인 투덜거림이다) 기대감에 들뜬 이들로 갈렸다. 그래서 제약업계와 의료진은 1990년대 초에 와서야 배리와 로빈의 궤양 치료법을 도입하기 시작했고, 최초의 표적 항생제는 1995년에 출시됐다. 2005년에 배리 마셜과 로빈 워런은 노벨 생리의학상을 받았다. 위궤양 환자의 내장에 있는 다량의 박테리아를 현미경으로 관찰하고 정확한 결론을 이끌어낸 덕분이었다.

8 리사 쿠드로 본인도 생물학자로, 1994년에 아버지와 함께 논문을 발표해 왼손잡이가 오른손잡이보다 군발 두통을 더 많이 앓는다는 생각이 틀렸다는 것을 캘리포니아에서 입증했다.

9 랜스는 한가할 때 셰익스피어 작품에서 신경생물학적 예를 찾아내는 취미도 있다. 「오셀로」 1장 4막에서 악역 이아고가 오셀로의 간질에 대해 설명하는 부분처럼!

6장

1 미엘린초는 다발성 경화증이 생겼을 때 공격을 받아 손상된다는 점에서, 얼마나 중요한 부분인지 알 수 있다. 다발성 경화증이 생기면 움직이기 어려워지고, 시간이 지나면 생각을 하거나 숨을 쉬는 것도 불가능해진다.

2 영미권에서 방사선 전문의들이 저혈량(핍혈)을 일컬을 때 선호하는 용어는 '셀 수 없음'을 뜻하는 그리스어 단어에서 비롯된 'oligaemia'이다.

3 '티유'는 메소포타미아 도해 언어나 활자에서 머리 아픔이라고 표현되는 두통의 악령이다. 티유가 사람 머리를 가리키면서, 입술이 바싹 마르고 입맛이 떨어지며 소변을 볼 수 없는 후유증이 동반되는 끔찍한 두통을 암시하는 모

습이 묘사되어 있다.

4   내가 뇌에서 시상하부 다음으로 좋아하는 부위는 시상이다(이름에서 알 수 있듯이 시상하부는 시상 밑에 있다). 영어로 시상을 의미하는 'thalamus'는 '안방' 내지는 '침실'을 뜻하는 라틴어인데, 나머지 뇌 기능을 억제하거나 촉진하는 부위라는 점에서 적절한 이름이다. 시상은 말 그대로 우리가 잠을 자려고 할 땐 모든 활동 속도를 늦추고, 잠에서 깰 땐 모든 것이 다시 시작되게 한다.

5   이 편두통 환자들은 나에게 이 이야기를 해주면서 웃음을 감추지 못했다. 자신이 얼마나 행운아인지 잘 알고 있는 것이다. 62세 환자 매리는 이렇게 말했다. "원래 내 친구들한테는 이런 얘기 안 해요. 다들 회계사라서 두통을 달고 살거든요! 그래도 사람들이 얼마나 부러워하는지 몰라요. 이건 다른 방향에서 나오는 보상인 것 같아요!" 도파민이 뇌에서 보상 중추에 영향을 미치는 신경전달물질임을 생각하면 그녀의 단어 선택은 탁월하기 그지없다.

7장

1   히포크라테스는 기원전 460년에 그리스 코스섬에서 태어나 고대 그리스 시대를 살고 85세에 숨을 거뒀다. 철학자이자 의사였던 그와 제자들은 악령, 신을 비롯한 미신이 병을 일으킨다는 관념을 거부하고 환자들을 개인적으로 철저하게 관찰해서 합리적인 치료법을 구상해야 한다고 믿었다. 모든 환자를 관찰해야 하며 개개인의 식사, 수면, 운동 습관과 노동 방식이 체액 불균형을 일으켜 몸에 이상을 일으킨다고 믿었다. 비록 세월이 흐르면서 인간성이라는 항목은 어디든 끼워넣을 수 있는 범주에 속하게 되었지만, 히포크라테스의 접근 방식은 여러 학문 분야를 종합적으로 분석하는 현대의 연구 방식에도 상당 부분 반영되어 있다.

2   적어도 우리 몸에서 무슨 현상이 어떻게 발생하는지, 그것을 어떻게 경험하고 이를 통해 행동을 어떻게 변화시키는지를 주제로 한 사고의 발전 과정에 대해 생각해보기 좋아하는 사람들에게 해당되는 말이다.

3   히포크라테스가 의학의 아버지라면 토머스는 신경학의 아버지다. 그는 최초의 임상신경학 교과서를 저술하면서 '신경학'이라는 단어를 고안해냈다. 그는 인간의 반사 반응을 발견하고, 대뇌동맥륜(뇌 구조 전체에서 사용되는 동맥들이 서로 연결되어 고리 모양을 이루는 중심적이고 필수적인 부분)에 대해 기술했다. 토머스는 그 모호하고 불가사의한 '교감'이 사실은 신경생리학 프레임워크를 기반으로 한다고 상상했다. 이를 바탕으로 그는 많은 결과를 예측할 수 있었고, 그의 이론이 맞았다는 것은 19세기 말이 되어서야 증명되었다.

4   편두통 증후군에 대한 심리학적 연구. Herman Selinsky, *Bulletin of New York Academy of Medicine*, 1939, vol. 15, pp. 757~763.

5   이 직무 때문에 그레고어는 실험을 멈춰야 했다. 수도원을 운영하기 위한 행정 업무 부담이 막대해서 다른 일을 아무것도 할 수 없었던 것이다. 학문 활동도 예외는 아니었다. 어느 정도는 그가 수도사의 길을 직접 택하기도 했다. 그러면 무료로 교육을 받을 수 있고 생활비도 해결되어 과학 연구를 할 수 있었기 때문이다. 하지만 초고속 승진 탓에 이 계획이 어그러졌다.

6   이유를 설명하자면, 나는 트위터에서 전설적 인물 돌리 파턴에게 이 사실을 알았는지 물어보았다. 물론 답장은 받지 못했지만, 다른 사람에게 들은 바로는 그녀도 그 사실을 알아서 돌리의 양모로 만든 스웨터를 갖고 싶어했다고 한다. 이름하여 돌리 울! 돌리 파턴이 실제로 그 스웨터를 손에 넣었는지는 모르겠다.

7   '야그지크테'는 아프리칸스어로 '쫓기다'(야그)와 '병'(지크테)의 합성어다. 이 병에 걸린 양은 누구에게 쫓기는 것처럼 계속 숨 가빠 하기 때문이다.

8   황이칭이 이끈 중국 연구진이 2017년에 처음 시도해보았지만 일반적인 경우는 아니다. 보통 한 가족 내에서는 하나의 유전자만 추적한다.

9   나는 3주 뒤 집에 들어오자마자 그 줄무늬 옷과 다시 마주쳤고, 바로 속이 메스꺼워졌다(옷에 대한 반응이었음이 분명하다). 배우자의 옷 선택이 이혼 사유가 되지는 않더라도(확인해봤더니 안 된다고 한다) 배우자에게 토를 하는 것은 이혼 사유가 될지 모른다.

10   가끔은 두 개가 나오는데, 24시간 안에 정자가 들어와서 두 난자 모두 수정되면 이란성 쌍둥이가 나온다. 심지어 세 개 이상이 나와서 '다둥이'가 될 수도 있다.

- **감마 아미노뷰티릭산**Gamma amino butyric acid(GABA) 뇌의 주요 억제성 신경 전달물질.
- **거짓중층섬모원주 상피세포**Ciliated pseudostratified columnar epithelial cell 부비동 내벽에서 발견되는 세포. 현미경으로 보면 몇 겹으로 이루어져 있는 것처럼 보이지만 사실은 한 겹으로 크기가 각기 다를 뿐이다. 겉면에 섬모가 있어서 점액을 움직일 수 있다.
- **교감신경계**Sympathetic system 자율신경계의 투쟁-도피 영역이다. 위협이나 스트레스에 효과적으로 대응할 수 있도록 자원을 모아준다.
- **구균**Coccus 둥근 모양으로 생긴 세균은 모두 이름 뒤에 '구균'이 붙는다.
- **국소 빈혈**Ischemia 혈액 공급이 제한돼 혈류가 부족해진 상태(주로 일종의 폐색).
- **글루타메이트**Glutamate 뇌에 있는 가장 흔한 흥분성 신경전달물질.
- **기관지 경련**Bronchospasm 폐 안에서 기도가 좁아지는 현상.
- **난원공 개존**Patent foramen ovale 심방 중격(심장의 왼쪽과 오른쪽 사이를 가르는 막)에 있는 구멍이 출생 후 제대로 닫히지 않고 뚫려 있는 상태.
- **내분비계**Endocrine system 호르몬을 통해 신체 활동을 조절하는 기관.
- **내시경**Endoscopic 몸속에 넣어 체내를 볼 수 있도록 가느다란 관 끝에 초소형 카메라를 달아서 만든 의료 기구.

- **내인성 아편 유사제**Endogenous opioids 체내에 존재하는 천연 진통제. 뇌의 통증 센터에 작용해서 통증을 지각하는 정도를 낮춰준다.
- **농도 기울기**Concentration gradient 맑은 물에 과일 농축액을 부으면 처음에는 바닥 농도가 더 진하다가 시간이 흐를수록 농도가 고르게 퍼진다. 농도 기울기로 인해 농도가 높은 곳에서 낮은 곳으로의 이동이 일어난다. 사람들이 강연장이나 화장실에서 멀리 퍼져서 자리를 잡는 것과 같은 이치다.
- **뇌막**Meninges 대뇌피질의 회색질 층과 두개골 사이에서 뇌를 감싸고 있는 막.
- **뇌하수체**Pituitary gland 시상하부의 지배를 받는다. 시상하부 바로 밑에 자리한 뇌하수체는 분비선들 사이의 대장으로서, 다른 분비선들에 신호를 보내서 각자 호르몬을 생성하거나 분비하게 한다. 뇌하수체는 옥시토신과 콩팥에 작용하는 항이뇨 호르몬을 직접 분비하며, 두 물질 모두 시상하부에서 생성된다.
- **뇌혈관계**Cerebrovascular system 뇌 전체에 피를 순환시키는 혈관.
- **동맥류**Aneurysm 혈관 안에서 난류를 일으키는 팽창 상태를 말한다. 주로 뇌와 복부에 생긴다.
- **리노바이러스**Rhinovirus 일반적인 감기를 일으키는 바이러스.
- **리소자임**Lysozymes 각 세포체 안에 있는 세포 기관. 그 안에 있는 효소는 리소좀이 터지면 세포를 죽인다(예를 들어 세포가 정확하게 기능하지 않을 때).
- **면역글로불린 항체**Immunoglobulins 백혈구가 생성하는 항체이며, 박테리아나 바이러스 같은 항원, 알레르기 유발원을 알아보고 여기에 들러붙어서 파괴시킨다.
- **미엘린초**Myelin sheath 신경아교세포가 제공하는 피막이다. 축삭돌기 겉면을 감싸줘서 전기 신호(활동 전위)가 더 빨리 지나가게 해준다.
- **배상세포**Goblet cell 점액을 분비하는 상피세포의 일종.
- **변연계**Limbic system 뇌의 감정을 담당하는 부위이며, 헐겁게 연결된 몇 가지 부위로 구성되어 있어 우리가 처한 환경에서 적절한 감정을 인지하고 생성할 수 있게 해준다.
- **부교감신경계**Parasympathetic system 자율신경계 중 휴식과 소화를 담당하는 계통이며, 스트레스받은 신체를 진정시킨다. 몸이 차분한 상태를 유지하고 있을 때도 활성화되어 있다.
- **부비동**Sinus 광대뼈와 이마 뒤에 있는 작고 비어 있는 공간이며 코로 연결된다.

부비동은 부비동염과 같은 의미로 쓰이기도 한다.

- **부비동염**Sinusitis 부비동 내벽에 생기는 염증. 부비강염이나 축농증이라고도 한다.

- **불확대**Zona incerta 뇌 피질 아래 있는 영역이며, 통증의 감각 요소(어떤 느낌인지)와 반대되는 정서적 요소(얼마나 심한 고통인지)의 인지에 관여한다. 감각 자극이 없으면 불확대의 활동이 만성 통증과 일치한다.

- **비만세포**Mast cell 상피세포 바로 밑에 있으며 히스타민을 비롯해 조직이 공격을 받았을 때 면역계를 자극시킬 요인들을 분비한다.

- **비염**Rhinitis 콧속에 생기는 염증.

- **빛 재채기**Photic sneeze 밝은 빛을 봤을 때 뇌 안에서 신호가 교차되어 일어나는 재채기.

- **삼중경로**Trigeminal pathway 얼굴에서 비롯된 통증, 촉각, 온도 정보를 뇌로 전달하는 경로.

- **삼차신경**Trigeminal nerve 얼굴에서 느끼는 감각과 물기, 씹기 등의 동작을 담당한다.

- **삽화성 군발 통증**Episodic cluster pain 군발 두통이 한 달에서 몇 년까지 시간 차를 두고 생기는 경우 삽화성 두통이라고 진단한다.

- **상피세포**Epithelial cell 세포의 내부와 외부를 분리시키는 표면. 피부, 혈관, 요로, 호흡계, 비뇨기계, 장기에서 볼 수 있다.

- **생체 흡수성**Bioabsorbable 신체가 흡수해서 조직의 일부로 받아들일 수 있는 물질.

- **섬광**Phosphene 눈을 감고 눈꺼풀을 손가락으로 눌러서 뇌 또는 망막을 직접 자극했을 때 감지되는 반점 형태의 빛.

- **섬모**Cilia 우리 몸의 일부 세포 표면에 나 있는 아주 가느다란 털.

- **세로토닌**Serotonin 감정 조절에 중요한 역할을 하는 신경전달물질. 행복 호르몬이라고도 한다.

- **세로토닌 작용 물질**Serotonin agonist 작용 물질이란 신경전달물질과 똑같이 작용하거나 같은 효과를 내는 분자를 말한다. 세로토닌 작용 물질은 세로토닌처럼 작용한다.

- **세포핵**Nucleus 세포의 뇌. 세포체에 있는 세포 기관이며, 모든 염색체가 여기

있다.

- **소낭**Vesicle 물질이 들어 있는 작은 주머니(신경전달물질 소낭 등).
- **시교차 상핵**Suprachiasmatic nucleus 시상하부에서, 들어온 빛에 반응해 24시간 주기 리듬을 만드는 영역이다.
- **시냅스 틈새**Synaptic cleft 서로 교류하는 신경세포들 사이의 틈. 신경전달물질 이 이 틈새로 들어가서 전기화학적 전도에서 화학적 부분을 담당한다.
- **시냅스 후막**Postsynaptic membrane 시냅스(신경 접합부) 뒤에 있는 수상 돌기 또 는 세포체의 막. 앞에 있던 신경세포가 틈새(접합부)에 버린 신경전달물질이 단 백질과 결합해 이온 통로를 열고, 전기 활동을 다시 시작하는 지점이다.
- **시상-피질 고리**Thalamocortical loops 신경세포와 영역들이 서로 연결된 상태로 함께 기능해서 운동, 시각, 사고 같은 행위를 일으키는 고리를 말한다. 시상은 속도 조절을 담당한다.
- **시상**Thalamus 뇌에 있는 거대한 중계소. 모든 감각 및 운동 신호가 이곳을 통과 해서 피질에 도달하며, 다시 돌아와서 시상-피질 고리를 이루는 경우가 많다.
- **시상하부**Hypothalamus 내분비계를 쥐락펴락하는 존재. 대뇌피질 밑에 있는 기 관이며 순환성 호르몬 농도에 반응해서 생성 및 분비량을 늘리거나 생성을 멈 추게 한다.
- **시색전핵**Preoptic nucleus 시상하부에서 체온 조절과 성 활동에 아주 중요한 역 할을 하는 부위.
- **신경아교세포**Glial cell 신경계에 있는 지지세포. 신경세포를 감싸서 신호의 이 동 속도를 높이고(미엘린초), 신경세포 또는 그 활동을 저해할 수 있는 독소와 기타 물질을 처치한다.
- **신경 펩타이드**Neuropeptide 체내에서 신경세포와 다른 세포들의 작동 방식에 영향을 미치는 작은 단백질 유사 분자.
- **신경 화학 물질**Neurochemical 신경세포와 반응하는 모든 화학 물질을 일컫는 다. 신경전달물질도 해당되지만, 신경전달물질의 성능을 통제하는 화학 물질도 해당된다.
- **신경세포**Neuron 여러 형태가 있지만 운동신경세포(뇌에서 정보를 가져와 몸으로 보낸다)와 감각신경세포(몸에서 정보를 가져와 뇌로 보낸다)로 크게 나뉜다. 뇌는 사이신경세포로 가득 차 있어서 뇌의 다양한 부위가 서로 소통할 수 있다.

- **신경절**Ganglion 신경세포체의 집합.
- **아드레날린**Adrenaline 에피네프린이라고도 불리는 아드레날린은 부신에서 분비되는 호르몬이며, 교감신경계의 투쟁-도피 반응에 굉장히 중요한 역할을 한다.
- **암점**Scotoma 시야(우리가 볼 수 있는 공간)에 있는 주로 동그란 형태의 작은 사각지대.
- **억제성 신경세포**Inhibitory neuron 억제성 신경전달물질을 분비하는 신경세포를 말하며, 이에 따라 함께 교류하는 신경세포들의 활동이 억제된다.
- **엔도르핀**Endorphin 내인성 아편 유사제가 분비되면 스트레스와 신체 통증이 완화된다.
- **연관통**Referred pain 한 신체 부위에서 비롯된 통증을 다른 부위의 통증이라고 느끼는 현상. 두 부위에서 나온 통증 신호가 같이 묶여서, 우리 뇌가 두 신호를 구별하지 못할 때 연관통이 생긴다(심장에서 통증 신호가 나오지만 왼쪽 팔이 아프다고 인지하는 경우 등).
- **옥시토신**Oxytocin 시상하부에서 생성되는 결합 호르몬이다. 출산을 한 이후 혹은 연애 초기에 분비된다.
- **이뇨제**Diuretics 소변이 잘 나오게 해주는 화학 물질. 커피와 알코올이 가장 일반적이다.
- **이온**Ion 양극이나 음극을 띠는 입자.
- **일차 바이러스 감염**Primary viral infection 정상 상태의 몸을 공격해서 손상시킬 수 있는 바이러스.
- **일차 시각피질**Primary visual cortex 시각계의 첫 번째 영역이며, 빛을 선 형태로 처리한다. 뇌 맨 뒤쪽 후두엽 피질에 자리해 있다.
- **일차 운동 피질**Primary motor cortex 전두엽에 있는 중심구 바로 앞에 있는 영역이며, 우리 몸이 수행해야 하는 모든 미세한 운동을 통제한다.
- **입모**Piloerection 팔에 난 털끝이 바짝 서는 현상.
- **자기 뇌파 검사**Magnetoencephalography(MEG) 뇌 안에서 언제, 어느 부위에서 무슨 일이 벌어지는지 지도를 그리는 데 활용할 수 있는 신경 과학 기술. 뇌 안이 전기적으로 활성화될 때 생기는 자기장을 추적하는 방식이다.
- **자기 수용**Proprioception 우리 몸의 근육과 관절이 무엇을 하고 있는지 알게 해

주는 감각.

- **자율**Autonomic 자기도 모르게, 무의식적으로.
- **자율신경계**Autonomic nervous system 우리가 자각하지 못하는 모든 신체 기능을 통제한다. 심혈관계, 내분비계, 소화계 등 여러 기관이 자율신경계의 통제를 받는다.
- **저혈량증**Hypovolemia 혈액량이 매우 부족한 상태.
- **전장유전체 연관성 분석**Genome-wide association studies(GWAS) 유전체 전체 또는 개인들 간의 변이를 조사해서 유전형질이나 장애와 관련 있을 수 있는 변이가 있는지 알아보는 관찰 연구.
- **점막밑층**Submucosa 점막 밑에 있는 조직층. 혈관과 신경이 있는 곳이다.
- **종말 단추**Terminal bouton 신경세포 끝부분. 활동 전위가 이 지점에 도착하면 칼슘이 종말 단추에 밀려들어가 소낭을 자극한다. 소낭은 말단 막과 융합되어 그 안에 들어 있는 내용물을 시냅스 틈새에 쏟아붓는다.
- **주기적 군발 통증**Periodic cluster pain 매년 같은 시기에 찾아오는 군발 두통.
- **집단 유전학**Population genetics 특정 인구 내에서 유전적 변이를 연구한다. 시간의 흐름에 따른 변화를 알아볼 수 있는 방법이다.
- **짧은막대균**Coccobacilli 둥근 모양의 구균과 막대 모양의 간균의 중간 형태를 띠는 세균을 총칭한다.
- **체성 감각**Somatosensation 신체 표면에서 기계적·온도적 자극을 느끼는 능력.
- **체성 감각피질**Somatosensory cortex 뇌에서 두정엽 안에 있는 중심구 바로 뒤 영역이다. 몸에서 나오는 모든 감각 정보를 처리해 우리가 신체 어느 부위에서 어떤 느낌을 받는지 인지하게 해준다.
- **축삭돌기**Axon 신경세포의 일부로, 세포체에서 튀어나와 있으며 신호를 다음 신경세포나 근육으로 전달한다.
- **축삭둔덕**Axon hillock 축삭돌기를 이루는 부위다. 신경세포 안에서, 그에 접합되어 있는 다른 모든 신경세포가 일으킨 흥분량이 억제를 제외하고 최종적으로 충분한 수준인지 판단한다.
- **코르티솔**Cortisol 부신에서 분비되는 호르몬이며, 신진대사와 면역반응을 조절한다. 신체적·정신적 스트레스에 대한 반응에도 깊이 관여한다.
- **탈분극**Depolarisation 신경세포 내부는 외부에 비해 음극이 강하다. 내부와 외

부는 극이 서로 반대되며, 이를 양극화 상태라고 한다. 탈분극은 세포 내부의 양극이 강해진 상태를 말한다(이에 따라 양극화 정도가 약해진다).

- **통각수용기**Nociceptor 감각신경세포인 통증수용기이며, 손상을 일으킬 수 있는 자극을 감지한다. 뇌에서 신호가 처리되어야만 통증으로만 인지된다.

- **통증수용기**Pain receptor 통각수용기라고도 한다. 손상을 일으킬 수 있는 자극을 감지하는 감각신경세포다.

- **통증 제어**Pain gating 통증 지각 능력을 낮춰서 통증 신호의 영향을 줄이는 방식이다. 문지르거나 정신을 산만하게 만드는 등의 방법이 있다(뇌는 통증 신호보다 기계적 신호를 먼저 듣는다).

- **편도체**Amygdala 아몬드 모양의 뇌 구조이며, 양쪽에 하나씩 있다. 감정을 생성하고 인지하는 과정에서 굉장히 중요한 역할을 한다.

- **프로스타글란딘**Prostaglandin 조직 손상에 대한 염증 반응에 중요한 역할을 하는 작은 지질 분자.

- **피질 확산성 억제**Cortical spreading depression 편두통이 있을 때 나타나는 흥분 파동(피질 확산성 탈분극) 뒤에는 피질 확산성 억제 내지는 정지 파동이 따른다.

- **피질 확산성 탈분극**Cortical spreading depolarization 편두통이 시작됐을 때 뇌 안에서 흥분 파동 내지는 탈분극이 피질을 통과하는 현상이다.

- **항체**Antibody 우리가 박테리아나 바이러스에 노출되면서 키우는 면역 표지자. 항체가 있으면 문제의 바이러스나 박테리아가 다시 찾아와도 넘어가지 않고 이 적수를 재빨리 물리칠 수 있다.

- **혈관 수축 신경**Vasoconstrictor 혈관을 좁힐 수 있는 화학물 또는 물질.

- **혈관 작용성**Vasoactive 혈관에 작용해서 혈관의 지름이나 작용을 변화시킬 수 있는 모든 화학물 또는 물질.

- **혈관 확장**Vasodilation 혈관을 넓힐 수 있는 화학물 또는 물질.

- **혈관계**Vascular system 심장에 있는 심혈관계나 뇌에 있는 뇌혈관계 등 혈관이 존재하는 모든 계통을 총칭한다.

- **호중구**Neutrophils 손상, 감염, 그 밖의 스트레스 요인에 대한 몸의 반응에 중요한 역할을 하는 백혈구 세포.

- **호흡 곤란**Dyspnoea 숨이 가쁜 증상.

- **활동 전위**Action potential 신경세포가 활성화되어 전기 신호를 만들고 전달하는 현상.
- **효소**Enzyme 화학반응 속도를 높여주는 물질의 총칭.
- **후비루**Post-nasal drip 점액이 코 뒤쪽으로 흘러내려가서 목구멍으로 들어가는 증상.
- **후생 유전학**Epigenetics 주변 환경이 유전자 발현 여부를 어떻게 좌우하는지(경우에 따라 어느 단백질이 생성되거나 생성되지 않는지)에 대한 연구.
- **히스타민**Histamine 조직이 부상을 당했을 때 가장 먼저 반응하는 물질. 염증을 일으키고, 뇌에 작용해서 각성 상태를 유지시킨다.

감사의 말

이 책이 나올 수 있도록 도움을 주신 분이 정말 많지만, 더욱 직접적으로 도움을 주신 분들께 먼저 감사를 표하려고 합니다. 먼저 제 에이전트 제이미 마셜은 이 책이 탄생할 수 있게 해주었습니다. 제이미의 전화를 받은 날은 이 세상 최고의 날이었습니다. 우리는 무척 즐거운 대화를 나눴습니다. 저는 그가 제시하는 현명한 방향을 감사하게 받아들였습니다. 두 편집자 샬럿 크로프트, 조에 블랑은 이 책의 완성도를 높이기 위해 물심양면으로 힘쓰고 늘 열정적인 태도로 임해주었습니다. 멋진 삽화를 그려준 재스민 파커에게도 감사합니다. 소중한 자문을 해준 분도 많습니다. 각자 두통에 얽힌 경험을 이야기해준 이 가운데(이 글을 읽고 있다면 당신 이야기라는 걸 알아주시기 바랍니다) 케이트 블랙모어, 마야 카초로우스키, 제니퍼 크램프턴과 이 책을 쓰는 동안 귀가 따갑도록 제 이야기를 들어준 모든 학계분들, 의료 전문가분들께 감사드립니다. 마지막으로 제 가족에게 감사합니다. 이유는 말하지 않아도 잘 알 거라고 믿습니다.

머리가 깨질 것 같아서 이 책을 펼쳤을 당신, 두통을 말끔히 씻어줄 답을 얻었는지 궁금하다. 솔직하게 말하면, 나는 명쾌한 답을 얻지는 못했다. 책을 번역하는 내내, 잊을 만하면 찾아오는 이 고통을 시원하게 뿌리 뽑아줄 해법을 기대한 것이 사실이다. 예를 들면 10월 그믐날 자정에 북쪽 하늘을 보면서 고양이 털 세 가닥에 불을 붙이고 주문을 외우라든지, 명쾌하고 실질적인 비책이 있을 거라고 생각했다. 하지만 저자가 제시한 해결책은 약간 빤하고 조금은 허무하기도 했다. 물을 많이 마셔라, 스트레스를 해소해라, 명상을 해라……. 살을 빼고 싶으면 덜 먹고 많이 움직여야 하는 게 진리이듯, 사실 두통에도 신비의 묘약 같은 건 없었던 것이다.

하지만 두통을 대하는 자세가 달라지기 시작했다. 최소한 이 지긋지긋한 불청객의 정체를 알게 되었고, 지금 몸이 어떤 식으로 굴러가며 고통을 만들어내고 있는지 머릿속에서 그려볼 수 있었다. 이제 머리가 지끈거리기 시작하면 몸속에서 분주히 움직이고 있을 신체 기관들을 상상해본다. 뇌 이놈, 또 콩팥한테 물을 다 뺏겨버렸구나 하고 얼른 몸에 물을 보충해주기도 하고, 어딘가 머리 한구석이 아프면 '지금 이 통증은 정말로 아픈 게 아니야, 단지 통증수용기가 활성화된 거야'라고 마음을 다스리기도 한다. 그리고 혹시라도 불청객인 편두통이 찾아온다면 그건 지금 시각피질을 출발한 흥분 파동이 머릿속을 이리저리 쏘다니며 신나는 여행을 하는 중인 거라고 생각하려 한다. 물론 그런 날이 평생 오지 않았으면 좋겠다.

이렇게 생각하고 나니 무고한 나를 잡아먹으러 온 괴물 같던 두통이, 물론 사악한 건 변함없지만 알고 보면 사연 있는 악당 정도로 느껴지기 시작했다. 하지만 사연 좀 있다고 죄가 용서되진 않으니 악당은 물리치고 봐야 한다.

'적을 알고 나를 알면 백전백승'이라는 옛말처럼 이 책은 우리가 물리쳐야 할 두통이라는 적의 정체를 하나씩 밝혀나간다. 또한 나를 알기 위해서 머리가 아플 때는 물론 평소에도 자신의 상태를 꾸준히 기록하라고 조언한다. 요즘은 두통 일지를 간단하게 기록할 수 있는 애플리케이션도 다양하게 나와 있으니 함께 활용해보면 좋을 것 같다. 하루하루를 성실히 기록하다 보면 나라는 사람이 무엇에 취약하고 무엇과 잘 맞는지 보이기 시작할 테고, 그렇게 조금씩 채워가는 '내 몸 사용 설명서'가 바로 나만을 위한 신비의 묘약이 되지 않을까 싶다.

먼저, 지금까지 이 책을 읽느라 수고한 뇌를 위해 자리에서 일어나 물 한 잔 마시고 시작하는 건 어떨까.

찾아보기

머리가
깨질 것 같아

초판 인쇄 2021년 12월 22일
초판 발행 2021년 12월 29일

지은이 어맨다 엘리슨
옮긴이 권혜정
펴낸이 강성민
편집장 이은혜
편집 곽우정
마케팅 정민호 김도윤
홍보 김희숙 함유지 이소정 이미희

펴낸곳 (주)글항아리|출판등록 2009년 1월 19일 제406-2009-000002호
주소 10881 경기도 파주시 회동길 210
전자우편 bookpot@hanmail.net
전화번호 031-955-2696(마케팅) 031-955-1936(편집부)
팩스 031-955-2557

ISBN 978-89-6735-991-1 03510

잘못된 책은 구입하신 서점에서 교환해드립니다.
기타 교환 문의 031-955-2661, 3580

geulhangari.com